张宏玉 —— 著

中医自然分娩

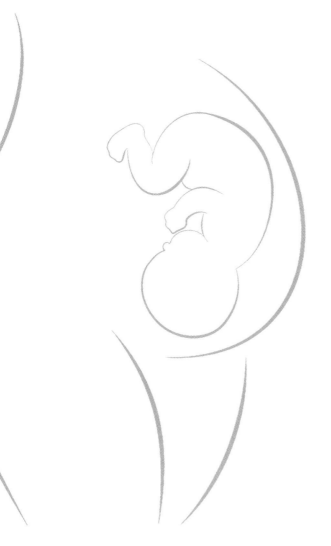

海南出版社
·海口·

图书在版编目（CIP）数据

中医自然分娩 / 张宏玉著. -- 海口 ： 海南出版社，
2023.7（2025.3重印）
ISBN 978-7-5730-1219-7

Ⅰ. ①中… Ⅱ. ①张… Ⅲ. ①中医产科学 Ⅳ.
①R271.4

中国国家版本馆CIP数据核字(2023)第126532号

中医自然分娩
ZHONGYI ZIRAN FENMIAN

作　　者：张宏玉
策划编辑：吴　键
责任编辑：庄秀颜
执行编辑：符　杰
读者服务：符　杰
封面设计：黎花莉
出版发行：海南出版社
地　　址：海南省海口市金盘开发区建设三横路2号
电　　话：（0898）66822109
印刷装订：北京兰星球彩色印刷有限公司
开　　本：787mm × 1092mm　1/16
印　　张：12
字　　数：190千字
版　　次：2023年7月第1版
印　　次：2025年3月第3次印刷
书　　号：ISBN 978-7-5730-1219-7
定　　价：58.00元

前　言

　　妊娠分娩是人类和其他哺乳类动物共有的本能生理现象。中医理论强调，胎产非患也。大多数健康的孕产妇都能够完成自然分娩，此乃自然之理。正所谓"人法地，地法天，天法道，道法自然"。古人云："物有本末，事有终始。知所先后，则近道矣。"备孕时，要当时当令，心神愉悦；孕育时，要"口诵诗书，古今箴诫""弹琴瑟，调心神，和情性"；分娩时，要安睡稳食，要尽可能减少人为干涉，以促进自然分娩，保障母子健康。过早惊动，使孕产妇惊恐，这往往会导致孕产妇气滞难产。

　　中医学提出"睡，忍痛，慢临盆"的正常分娩指导，其中"睡"是指孕产妇要耐心地等待自然宫缩发动，认真区别假临产与真正的临产。《达生编·临产》曰："此处极要着意留心，乃是第一关头，不可忽略。若认作正产，胡乱临盆，则错到底矣。"难产皆人患，过早惊动是最常见的原因之一。孕产妇要放胆忍痛，照常饮食、活动，不可过早干预，以免疲劳乏力、惊恐气竭而致难产。现代医学中的循证医学也支持低危孕产妇晚入院，鼓励情况正常的孕产妇在活跃期（子宫口开大3~4cm后）入院，鼓励孕产妇在产程中适当活动，以自由体位分娩，并提倡产后晚断脐，尽可能地少干涉，促使产程自然进展。

　　本书根据中医有关孕产理论，结合当今有关正常分娩的权威性指导和临床人员的实践经验编制而成，有助于产科助产工作者、生育教育者和广大孕产妇理解自然分娩的基本原则，从而促进健康孕育、自然分娩，保障母子健康。

　　本书的宗旨是告诉孕产妇，孕育分娩是自然事件而非疾病。希望通过阅读本书，能让孕产妇了解人体本身的自然孕育过程，了解妊娠的生理过程，找到生命本身的力量所在。专业人员要注意改变传统的思维模式，做到多鼓励、少指导。因为你的指导可能是错的，而孕产妇的本能反应可能才是对的，所以我们应该帮助她们找回自己的能力。

　　首先，母亲要健康，宝宝才会健康。

一是要认真呼吸。很少有人会好好地练习呼吸，因为他们觉得练习呼吸很枯燥，又或者是忙得没有时间练习。其实，呼吸对孕产妇来说是最有用的，是帮助放松身心的基础。

二是要加强运动。孕产妇不是病人，妊娠也不是生病。孕产妇可以保持中等量的运动，可以配合呼吸，学习一些简单的运动，如学习瑜伽体式、分娩球及自由体位的应用等。

三是要认真吃饭。吃饭是个大学问，当前我们遇到的问题就是能吃的食物种类很多，选择很多，争议也很多。这需要孕产妇努力学习，掌握健康饮食的基本原则，以五谷为养、五果为助、五畜为益、五菜为充，平衡健康饮食。

四是要保持好心情。保持平和的心态，维持和谐的家庭关系，这并不容易做到。妊娠会给孕产妇带来复杂的心理变化，激素水平的改变会让孕产妇情绪波动变大。同时，孕产保健系统复杂，且各个系统间的连接沟通可能存在误差，对同一检查结果的解释也可能不同。现代医学过于重视检查结果，比如胎儿的体重、预产期的限定时间、羊水的量等，这也会给孕产妇带来压力，所以需要孕产妇和家庭成员共同学习，正确地理解和运用现代医学信息，以避免不必要的焦虑、紧张。

其次，准父母要一起学习，共同为宝宝的到来做准备。要亲力亲为，向医生问诊时，要问自己的问题、现存的问题，不要预设许多目前不存在的问题，这样只会徒增烦恼，没有益处。不提倡为别人代问，因为学习是不可替代的，必须自己用心，尤其是关系到自己性命、母子安康的大事。

最后，需要说明的是，本书所提供的案例仅限于个体情况，每个人的情况可能有所不同，请根据当时、当地情况应变处理。本书列举的中西药方剂不可自行作为处方使用，请咨询医师开具处方后辨证应用。

张宏玉

2023年6月于海南

目　录
Contents

第一章

理论

母子平安歌

中华五千年，泱泱大国观。

顺产达生编，自明景岳全。

难产杨子建，丹溪佛手散。

建立新中国，人民福祉全。

基层服务链，村村有保健。

温柔陪伴睡，降低剖官产。

妇幼齐协力，母子保平安。

第一节 概 述

生命的意义就在于生生不息。分娩是哺乳类动物所共有的正常生理过程，是一种本能行为。一个物种如果不能生生不息，则一切归零；人类如果不能生生不息，再灿烂的文化、再辉煌的历史，也将一切归零。《道德经》曰："道生一，一生二，二生三，三生万物。"一切人类文明、经济活动，都应当能促进人与自然和谐共存，创造美好生活。

在自然世界里，分娩是自然发生的。而出现了人类社会后，分娩活动就不可避免地被人类行为所改变，特别是在西方医学迅猛发展的近百年来，人类的分娩成了医学事件，从受孕到分娩，再到养育，医学的干预无处不在。不可否认，医学在救治一些疾病方面发挥了很大作用，但同时医疗技术的过度应用或者不当应用也成了一个社会问题。

一、现代医学对分娩的界定

现代医学将妊娠期满28周及以上，胎儿及其附属物从临产开始到由母体阴道娩出的过程定义为分娩。在这之前发生的胎儿流失称为流产。分娩开始的标志为有规律且逐渐增强的宫缩，伴随进行性子宫颈管消失、宫口扩张和胎先露下降，随后胎儿娩出，最终胎盘娩出完成分娩过程。

（一）自然分娩和产科分娩

1. 自然分娩

当分娩自然发生、没有采取医疗干预措施时，称为自然分娩。自然分娩的含义包括以下几点：一是分娩是自主发动的，而非人工引产；二是在产程中应用非药物方法应对疼痛，例如呼吸和运动；三是胎儿自然经产道娩出；四是适

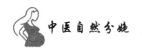

当延迟断脐；五是胎盘自然地娩出；六是母子情况良好，婴儿开始自动地觅乳，母乳喂养。

2. 产科分娩

有医疗手段介入的分娩，我们称之为产科分娩。这些医疗干预措施包括（但不限于）催产，人工破膜（非药物引产的步骤），安桃乐（50%一氧化二氮和50%氧气的混合气体）镇痛，阿片类药物镇痛，电子胎心监护，引产术（采用前列腺素、缩宫素或人工破膜的方法进行），硬膜外麻醉或脊椎麻醉，全身麻醉，产钳术或胎头吸引术，剖宫产，会阴侧切术，人工剥离胎盘，新生儿送儿科病房治疗，等等。

（二）正常分娩和异常分娩

1. 正常分娩

世界卫生组织将正常分娩定义为，胎儿在妊娠37～42周，处于头位，为单胎，从分娩开始整个过程都保持低风险（无并发症），经阴道娩出，分娩后产妇和胎儿状态良好。同时还强调，在正常分娩中，如果没有确凿的理由则无须干扰这个自然过程。

2. 异常分娩

现代医学将产力、产道、胎儿及产妇精神心理因素中一个或一个以上因素发生异常，或四个因素间不能相互协调、适应，而使分娩的过程受到阻碍，胎儿娩出困难，称为异常分娩，又称难产。

二、中医自然分娩概念界定

按上述现代医学关于正常分娩的概念，只有满足足月、没有疾病、头位条件的产妇，才算正常分娩。按照此定义，早产、有糖尿病等疾病的产妇分娩、臀位分娩都属于异常分娩的范围。但是，许多早产儿（特别是大于34周的早产儿）可以很好地存活，并不需要太多的医疗干预措施；很多有糖尿病、高血压的产妇也能自然地发动分娩，母子结局良好。这些难道也要定义为异常分娩吗？另外，很多没有疾病或异常的产妇也可能最终没有顺利分娩，经历了引产、无痛麻醉等医疗干预措施，甚至最终实施了剖宫产，这应当属于异常分娩吗？

异常分娩这个概念长期以来存在的问题是内涵、外延不清。例如，当生产受到阻碍时（如胎位为枕后位），如果经过努力，分娩后母子情况良好，那么这算正常分娩还是异常分娩？相反，如果分娩的过程很顺利，但是出现了母子结局不良的情况，例如胎儿窒息或产妇大出血，那么这算正常分娩还是异常分娩？

可见，在上述概念中，所谓的正常是相对于异常而言的，它强调的是分娩的结局；而是否自然分娩是相对于有无医疗干预措施而言的，它强调的是过程。这几个概念之间存在着混淆不清、内容重叠等问题。甚至还有更复杂的十分类法，即将产妇分为十大类，有不同孕次、产次、胎方位等，这更加大了理解的难度。然而，产妇及其家人所期望的只是母子平安。

综上所述，为了方便普通读者理解，也便于日后科研数据的整理统一，本书将分娩分为中医自然分娩和产科干预分娩两大类。每一大类又根据产妇和胎儿、新生儿情况分为正常分娩和异常分娩两类。这种分类法有助于区分中医自然分娩和产科干预分娩的结局（见图1-1）。

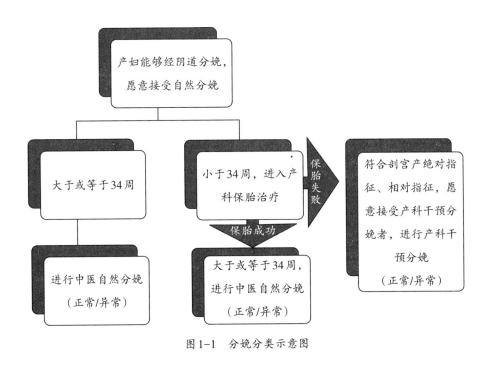

图1-1 分娩分类示意图

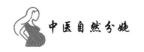

（一）中医自然分娩

在本书中，将自然分娩定义为：妊娠34周后自然发动的分娩，产妇无阴道分娩的禁忌证，分娩过程没有应用药物、进行麻醉和进行会阴侧切术等干预措施，胎儿经产道自然娩出，这个过程称为自然分娩。本书的自然分娩理论框架主要依据是中医理论，同时借鉴了现代医学循证研究成果，因此将中医理论指导下的自然分娩定义为中医自然分娩。

在自然分娩的定义中，没有规定具体的产程时间。分娩最重要的属性是自然性、生理性。母子情况良好，产程在进展，最终顺利分娩，是正常的分娩；母子情况不好，不管产程时间长短，均是异常分娩。

自然分娩根据分娩的结局分为正常分娩和异常分娩。

1. 自然分娩之正常分娩（顺产）

（1）胎儿经产道自然娩出。

（2）胎盘自然娩出。

（3）实现晚断脐和早接触。

（4）分娩后母子情况良好：产妇生命体征稳定、心情愉悦，能够正常行动、自主排便，能够正常母乳喂养；夫妻和睦恩爱，家人和谐相处，共同抚育新生命；随访婴儿一周岁时神经精神发育正常。

（5）还可出现轻度会阴、阴道裂伤，产瘤，乳头疼痛，等等，但不需要药物或手术解决。

2. 自然分娩之异常分娩（难产）

（1）分娩最终没有完成，需要转剖宫产或阴道助产手术者。

（2）胎盘需要人工剥离或手术者。

（3）不论是阴道分娩还是剖宫产，产后出现产妇生命体征异常现象，如产后大出血、尿潴留、大小便失禁、精神异常、不能哺育子女等。

（4）胎儿或新生儿有异常，需要转儿科治疗，甚至死亡，随访一周岁时神经精神发育异常。

（二）产科干预分娩

采取医疗干预措施的分娩，称为产科干预分娩。

1. 产科干预分娩之正常分娩（顺产）

经过干预措施后，经阴道分娩，分娩后母子情况良好。

2. 产科干预分娩之异常分娩（难产）

（1）经过干预措施后，没有经阴道自然娩出，运用了助产手术如胎头吸引术、产钳助产，或行剖宫产者。

（2）其他同上述自然分娩之异常分娩。

（三）中医自然分娩内涵

中医对孕产妇分娩有系统的论述，历来认为胎产非患也，是生理过程，而难产皆人患也，其主要原因是惊动太早，产妇惊疑。《达生编》全书提倡自然之说，强调孕产乃一自然而然的过程，待瓜熟蒂落，胎儿自然娩出，力戒坐草太早，强行娩出胎儿，谓各种难产皆因此所致。以"睡，忍痛，慢临盆"六字为临产要言，详述临产、试痛、保胎、产后等过程，以调养护理为主，认为大多不必用药。《景岳全书·稳婆（三四）》曰："产妇临盆，必须听其自然，弗宜催逼，安其神志，勿使惊慌，直待花熟蒂圆，自当落矣。"《医学纲目》曰："凡未有正产候，且令扶行熟忍，如行不得，或凭物坐之，或安卧之，或服安胎药一二服得安即止，慎勿妄服催生药饵。怆惶，致令产母忧恐而挫其志……"各类名医古籍对分娩的记载的共同之处是强调分娩的生理过程是自然之事，不可妄加干涉，不得乱服催生药饵。这就是自然分娩（又称生理性分娩）的内涵，即指胎儿足月后通过阴道自然娩出，照顾人员主要是提供精神支持和生活照顾，尽可能地少用或不用医疗干预措施完成分娩。

经过10多年的临床观察发现，在自然状态下，产妇自孕晚期开始有不规律宫缩，以及少量水样或黏液样分泌物，可持续数十天。

分娩前一周左右，不规律宫缩会频繁出现，断断续续，可视作产前热身。

分娩前2～3天，宫缩可能很规律，但宫口并不一定打开。这个时期要注意静心判断，产妇以睡觉休息为主，不要惊动太早。

经过一段时间的宫缩后，产妇开始有出汗、腹痛伴腰痛、肛门下坠感等症状，以及有大团的果冻状黏液排出。这种现象预示分娩将在一天左右完成，属

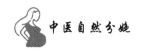

于真正的发动生产征象。

大多数产妇宫缩一段时间后胎膜破裂，随后胎儿娩出。但也有产妇先胎膜破裂，再发动宫缩，一般是在2~3天内发动，这也是正常现象（现在产科多将此当成病理现象，然后应用催产素和抗生素，这有待商榷。产妇可根据自己的理解来选择等待自然分娩还是催生）。

宫口全开后产妇会有强烈的排便感，可伴有眼冒金星，阴道口张开可见胎头显露，这属于要生的表现。"夜半觉痛应分诞，来日日午定知生"，这是古人对分娩时限的观察结论。但是，因个体差异明显，不宜一概而论。

如果见胎头后胎儿长时间不娩出，产妇出现疲劳乏力或脱水表现，并伴随产妇出血或胎儿胎心异常，则属于难产，要及时转移到有手术条件的医院。

中医的自然分娩主要包含以下几个重要环节。

1. 睡

对临产的判断要认真对待、仔细观察，不得慌张决定。临产的过程很长，产妇在最后一个月会断续出现不规则的宫缩，称为假痛或探痛。切不可把假痛当真生，认为这是顺产的第一关头；若错把假痛当成真生，则将一错到底。

2. 忍痛

分娩过程中，鼓励产妇自由活动，不宜久坐不动，可通过扶持行走来减轻疼痛。尽量不要喊叫，应安静如常，增加能量补充和加强精神照顾。

3. 慢临盆

古代医学强调，产妇分娩时不可过早用力，应待产妇自己感觉胎头已在宫口方可用力。而在现代产科中，经常是宫口开全后就指导产妇用力，这时胎头位置可能还没有下降到盆底，用力早了，误尽大事。所以，现代产科也经常出现产妇宫口开全后又转剖宫产的案例，这与产妇过早用力脱不了干系。

4. 等待娩肩

在现代医学中，有一个胎头娩出后下压胎儿颈部协助娩出肩部的动作。笔者经过多年研究和实践，认为胎头娩出后，应等待下次宫缩，再让胎肩在宫缩的推动下自然娩出。实践证明，这种接产方法比原来的牵拉胎儿颈部的方法更安全，减少了新生儿产伤的发生。中医学认为，接产本来就是等待胎儿自然娩出的过程，不应牵拉到胎儿。中医提倡产婆少动手，只需接住孩子即可。

5. 等待晚断脐

中医历来都是提倡在胎盘娩出后才处理脐带，并对此有详细的描述，强调脐带不可留太短，"太短则逼内而伤脏"。特别是对出生后窒息的胎儿，不可立刻断脐带。晚断脐对于抢救窒息的新生儿具有重要意义。

6. 早接触、早吸吮

新生儿娩出后直接放在母亲腹部，使新生儿皮肤与母亲皮肤直接接触，新生儿就会有本能地寻乳吃奶的行为。中医提倡自然养育，并提倡母乳喂养。

7. 自然分娩少干涉

中医与现代医学对分娩的认知不同，表现在以下几个方面。

（1）中医对早期流产、早产、胎动不安有独特的安胎方法，强调先调理母亲气血。这不同于现代产科的以抑制宫缩和补充激素为主的治疗方法。

（2）对于假阵痛或妊娠晚期由某种原因引起的腹痛，但无分娩征象者，中医认为这是分娩前的试痛，并非异常情况。

（3）中医没有孕晚期羊水少的概念，并且认为孕晚期过于肥胖的产妇要适当减肥，从而让胎儿紧实易生。

（4）对于过期妊娠，中医没有过期催生的说法，但有一些食疗方可促进宫缩发动，如山楂、桂圆等。古方也建议产妇吃千张、芝麻酱，可使气血顺易生产。

（5）中医是通过观察产妇表现来确认产程进展的，认为真正的宫缩是渐痛渐紧，腹痛连腰痛，并有脉象（如中指末端会有脉动），快生的时候"谷道挺进"、眼冒金星。中医没有像现代医学一样分各期产程并且限制每期产程要多长时间，但是给了一个整体上的时间范围，认为从真痛到生有半天工夫，如夜半觉痛，日中当生。这些都是来自古代实践的宝贵经验，值得我们借鉴、学习。

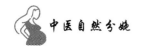

（6）在处理难产方面，中医有自己系统性的理论，有补气血的开骨散等催生药物，有针灸、按摩、温水泡洗等方法，并且强调不得已才用催生药物。

总之，中医理论整体上体现了天人合一，遵循自然法则和自然分娩少干涉的理念；而现代医学则趋向于评估风险，在有意和无意中引导干预处理。

第二节　裨　益

　　自然分娩有什么好处？在如此发达的现代社会，当手术和麻醉变得简单而且似乎很安全时，为什么还要坚持自然分娩？为什么要自己辛苦宫缩那么久？为什么不打麻醉针？为什么不喂更方便的奶粉？这些问题最终的答案是：自然分娩使母亲更健康、更安全，自然分娩的宝宝更安乐易养，更能健康成长。

　　大量的研究结果表明，在分娩过程中过多地使用药物和采取干预措施，并不能改善母子的结局。例如，当剖宫产率超过20%后，母子的结局并没有改善，儿童脑瘫、婴儿死亡的发生率在某些地区甚至呈上升趋势。令人震惊的是，一些过去认为少见或罕见的疾病，如儿童哮喘、恶性肿瘤、自闭症、多动症等，发病率呈现上升趋势。或者有人会说这是受多因素影响而产生的，如受环境污染、食品安全问题的影响，但分娩中的医疗干预手段的影响也同样不可忽视。

　　证明这些因素对分娩的影响的最好方法，就是回归到自然的、无干预的分娩状态，观察随后的母子结局。这需要每一个家庭、每一位母亲、每一位父亲来认真地思考和选择：我们需要什么样的分娩？我们是不是真的需要医疗措施的干预？情况真的非常危急，只有剖宫产才是最好的选择吗？我们真的需要打催产针吗？胎盘真的老化到不能滋养胎儿了吗？自己能自然分娩出宝宝吗？没有使用麻醉或止痛药物，是不是就不能忍受分娩的疼痛？以上这些是当今普遍存在的有关孕育和分娩焦虑的问题，也会渐渐发展成家庭问题、育儿问题、婚姻问题。希望本书能够帮助每一位母亲和每一个家庭共同思考，找到生命的本质，找回分娩的本能，自然孕育，自然分娩，自然养育，做健康母亲。拥有健康的宝宝、幸福的家庭，是我们共同的目标，也是为什么要自然分娩最好的答案。

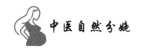

一、自然分娩的益处

（一）对胎儿的益处

1. 促进肺的成熟，有利于胎儿出生后在宫外存活

在分娩过程中，子宫有规律收缩能使胎儿肺脏得到锻炼，使肺泡扩张并促进肺成熟，这样可减少新生儿肺透明膜病的发生率。有数据表明，剖宫产儿发生新生儿肺透明膜病的概率远高于自然分娩儿。同时，有规律的子宫收缩及产道的挤压作用，可促进胎儿呼吸道内的羊水和黏液排出，极大地减少新生儿休克肺、吸入性肺炎的发生。自然分娩时，胎头受子宫收缩和产道挤压，使头部充血，可提高呼吸中枢的兴奋性。此外，在自然分娩过程中产妇机体还会分泌激素，如缩宫素、内啡肽等，这有利于胎儿出生后迅速进行正常呼吸。

2. 有利于大脑神经发育

胎儿在产道内受到触、味、痛觉及本位感的锻炼，可促进大脑神经发育，有利于胎儿健康成长。

3. 有利于母乳喂养

在分娩的过程中，产妇激素水平不断变化，可为母体泌乳做准备。顺产后缩宫素水平会达到一个峰值，这甚至能让产妇感到轻松快乐，忘掉分娩的艰辛过程，使其能很快转变到哺育宝宝的母亲角色。所以，哺乳动物都具有生后哺乳的本能。

4. 有利于实施晚断脐

在顺产过程中因子宫收缩、挤压，从胎盘到胎儿的输血量会增加，顺产后实施晚断脐可能还会给新生儿增加约100mL血液，里面含有丰富的造血干细胞和免疫球蛋白 G（lgG），因此自然分娩的新生儿往往具有较强的身体抵抗力。

（二）对产妇的益处

1. 有利于恶露排出

自然分娩时的阵痛能使子宫下段变薄、上段变厚，宫口扩张，产后子宫收缩力更强，从而有利于产妇恶露的排出。

2. 有利于产后哺乳

产妇分泌的催产素不但能够加快产程进展，还能促进产妇产后乳汁的分泌。

3. 产后恢复快

自然分娩的产妇能够体会整个分娩的过程，不受任何药物的影响，不经历手术和麻醉的风险，减少了产后出血及感染的机会，腹部无切口也可使产后恢复得更快。

二、剖宫产对母子的影响

剖宫产是产科比较常用的手术，在解决妊娠合并症和并发症、难产等方面具有不可替代的作用。我国20世纪60年代的剖宫产率在5%以下，70年代后上升到20%，到了90年代，剖宫产率则高达40%。过去一段时间，我国剖宫产率迅速上升，部分医院已达到75%。最近几年，剖宫产率的上升趋势得到一定控制，但2020年报道的剖宫产率仍然在38%。

然而，即使剖宫产率上升到一定水平，也不能降低产妇并发症和新生儿窒息的发生率。

与自然分娩相比，剖宫产对母子的身体、心理等方面都产生了不同程度的近远期的影响。

（一）剖宫产对母体的影响

1. 产后出血量高

剖宫产术中、术后出血，一直是产妇严重的并发症之一。一般情况下，剖宫产术后出血量明显高于自然分娩，出血发生率也高于自然分娩。

2. 产后抑郁症

剖宫产术前谈话所涉及的术中、术后可能出现的风险可能会给产妇带来极大的精神压力；同时，手术切口疼痛、哺乳困难、无法正常进食等一系列术后问题均有可能增加产妇产后抑郁症和各种并发症的发生率。

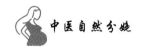

3. 静脉血栓形成

静脉血栓形成是剖宫产术后并发症之一，多发生于术后7～10天，表现为下肢疼痛、行走困难，严重者可引发肺栓塞导致死亡。

4. 延迟产后泌乳

自然分娩的母体体力恢复快，能够与婴儿早接触，让婴儿早吸吮。而早接触、早吸吮可促进乳汁分泌，增加乳汁分泌量。剖宫产由于手术的原因会使婴儿首次吸吮乳头的时间推迟，错过了泌乳反射建立的最佳时间。

5. 腰背疼痛

剖宫产是腰背疼痛的一个诱发因素，因为剖宫产采取的麻醉方式是椎管内麻醉，椎管内麻醉后腰背肌肉松弛，腰椎生理前凸暂时消失，从而引起脊间肌和韧带长时间受牵拉，最终导致腰背疼痛。

6. 肠梗阻

有研究表明，剖宫产术后产妇肠梗阻的发生率为0.22%～0.9%。

7. 子宫内膜异位症

剖宫产术后0.1%的产妇可诱发子宫内膜异位症，其中瘢痕子宫内膜异位症的发病率为0.03%～10%。同时，子宫内膜异位症还可导致盆腔疼痛、痛经、不孕等症状。

8. 再次妊娠危险性高

有剖宫产史的孕产妇发生前置胎盘、胎盘粘连以及子宫破裂的危险性会相应增加。

9. 盆腔粘连

剖宫产术后可以引起肠粘连、盆腔粘连、肠梗阻、慢性盆腔痛、尿潴留、痛经等并发症，给产妇健康带来很大的危害。

10. 影响性生活

很多人盲目认为剖宫产对阴道有保护作用，实际不然。因为剖宫产术后的子宫表面有伤口，而进行性行为时会引发子宫收缩疼痛，且剖宫产术后出现的盆腔粘连等问题也会导致子宫充血不适。还有一个鲜为人知的情况是，剖宫产对围绝经期妇女的性生活可能存在着影响，因为有剖宫产史的妇女生殖道未曾扩张，阴道弹性差，当围绝经期卵巢功能逐渐衰退、雌激素水平下降时，阴道会变短、变窄，宫颈也会变硬、萎缩、缺乏弹性，从而容易造成性生活困难。

（二）剖宫产对新生儿的影响

1. 可能会导致新生儿肺透明膜病

新生儿肺透明膜病是剖宫产分娩的足月新生儿的严重并发症之一。新生儿一旦发生肺透明膜病，就容易并发肺气漏、持续性肺动脉高压等其他疾病，甚至导致新生儿死亡。

2. 可能会导致新生儿低血糖

有研究表明，剖宫产分娩的新生儿较自然分娩的新生儿更易发生新生儿低血糖。

3. 可能会导致低体温

自然分娩的新生儿体温比剖宫产分娩的新生儿高，所以剖宫产分娩的新生儿更应该注意保暖。

4. 可能会导致免疫力低下

在剖宫产的过程中，产妇需要使用抗菌药物治疗，胎儿未接触母体菌群，导致剖宫产分娩的新生儿肠道中双歧杆菌和乳酸杆菌定植的速度变慢，形成多样化菌群的速度比较缓慢，从而出现免疫力低下。自然分娩有利于新生儿肠道有益菌的种植，促进"健康"肠道菌群的建立，完善肠道屏障功能、免疫应答功能，形成一定的抗感染免疫反应。

5. 可能会增加过敏性哮喘、湿疹的发生率

一般来说，剖宫产分娩的新生儿患过敏性哮喘的概率会高于自然分娩的新生儿。剖宫产分娩的儿童湿疹等疾病的患病率也明显高于正常分娩且母乳喂养的儿童。

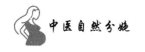

6. 可能会导致婴儿运动、智力发育不良

近年来，人们开始关注剖宫产分娩的新生儿远期的神经精神发育问题，发现剖宫产分娩的新生儿出生后各种反应性行为、本能反射等相对低下，甚至有可能发生功能障碍如儿童感觉统合失调，而此病会严重影响儿童的学习能力和心理健康。

7. 可能会增加自闭症的发生

自闭症的确切病因尚不明确。目前认为是多种因素综合作用导致，如遗传因素、内分泌异常、环境因素、母亲孕期感染、肥胖，以及母亲孕期的不良饮食习惯、母亲与化学溶剂接触等都有可能成为致病因素，但都没有确切的结论。有研究提示剖宫产、催产素引产、麻醉药品、镇静药物、过早断脐等也是导致儿童自闭症的危险因素。Curran等人研究发现，剖宫产分娩的孩子与自然分娩的孩子相比，自闭症发生风险会更高。

8. 妨碍母婴情感建立

一般认为，生产后1小时内是母婴情感建立的最佳时间，而剖宫产会错过母婴初次交往的最佳时间。剖宫产的产妇由于受麻醉药的影响，手术切口疼痛的缓解、体力和精神的恢复都需要一段时间，难以顾及婴儿。这对产后母婴情感的建立有一定的负面影响，也会对儿童的心理发展造成影响。

保障母婴安全，减少母婴的近、远期并发症的发生率，合理地掌握剖宫产手术的指征，需要各产科医疗机构树立良好的医德，转变产科服务模式，将现有的以"医生为主体"的医疗过程变为以"产妇为主体"的自然分娩过程。同时加强孕期教育，开展孕妇学校、远程胎心监护等，并加强产科医务人员培训，改善分娩条件，提高接生水平，加大宣传力度，让广大的孕妇及其家属了解自然分娩的益处，明白剖宫产对母婴的影响，了解干预措施的利弊，从而合理地选择分娩方式。

第三节 干 预

现代医学有一个突出的趋势，就是干预的手段越来越多。但在分娩这个事情上，笔者认为，过多的干预并不能带来更好的结果。自然规律不可违，我们必须对自然怀有敬畏之心，重新审视分娩中的各项措施，除非确实有必要，否则不要干扰自然分娩的过程。

一、引产

人类会认真地计算预产期，一般将产妇的预产期精确到280天。但是，排卵、受精的时间其实是不好确定的，因为每个生命个体情况都是有差异的。分娩发动的机制尚不明确，但可知的是胎儿应是其中最重要的因素。对此，比较重要的学说是胎儿始动学说，即胎儿成熟了，分泌的激素发生了变化，从而打破了孕期激素的平衡，使子宫越来越敏感而处于收缩状态，从而发动了分娩。这个变化不以人的主观意识为转移，不受人大脑皮质影响。

然而，人类总是想控制分娩，认为在可控的时间内及时让胎儿娩出会避免一些不良事件，比如死胎。缩宫素是产科最常用的一种药物，可在分娩过程中起到一定的作用。用之得当，确实能解决不少问题；用之不当，甚至滥用，也会带来不少危害，甚至会夺走孕产妇及围生儿的生命。

（一）缩宫素的来源及其作用

缩宫素又名催产素。人和动物的脑垂体后叶都会分泌内源性的缩宫素，其主要作用是选择性兴奋子宫平滑肌，增强子宫收缩力及收缩频率。子宫平滑肌的收缩除了受缩宫素浓度的影响外，还取决于子宫对缩宫素的敏感性。

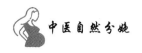

临床所用的缩宫素制剂是从动物（如猪、牛、羊）的脑垂体后叶中提取或化学合成而得。

1. 缩宫素对产妇的危险性

宫缩过强会导致子宫破裂、羊水栓塞，甚至使产妇死亡。缩宫素在滴注过程中应有专人监护，每15分钟测一次宫缩频率、强度、持续时间，并随时注意产妇羊水颜色及质量、血压、脉搏与呼吸。用胎心监护仪监测胎心与宫缩之间的变化，了解胎儿的储备功能及有无脐带受压等情况。若发现产妇出现不协调宫缩或强直性宫缩，应及时停止滴注。若停止滴注后宫缩仍不能缓解应静脉滴注硫酸镁或利托君（安宝），否则可能导致胎儿窘迫甚至子宫破裂，使产妇及胎儿死亡。

缩宫素使用不当可导致严重的后果。某市对1996年至2010年的67例羊水栓塞（Amniotic Fluid Embolism，AFE）致产妇死亡病例进行回顾性分析时发现，AFE致产妇死亡占产妇死亡总数的19.20%，居死因顺位第一位。缩宫素不规范使用、胎膜早破、经产妇、高龄产妇和剖宫产是AFE发生的前五位诱因。

回顾性分析近4年因羊水栓塞导致产妇死亡的21例个案发现，经产妇、高龄产妇、羊水混浊、胎膜早破、缩宫素不规范使用等是诱发羊水栓塞的高危因素。

个别产妇对缩宫素过敏，常表现为胸闷、气急、寒战，甚至休克，需用抗过敏药对症治疗。催产前最好先行人工破膜。缩宫素的分子结构与升压素相似，剂量增大时也有抗利尿作用，因此用量不宜过大，以防止产妇发生水中毒，出现抽搐或昏迷。

2. 缩宫素对新生儿的影响

有研究发现，使用缩宫素引产分娩的新生儿患病理性黄疸的概率明显高于未用缩宫素者，且与剂量有关，即剂量越大发生概率越高。

缩宫素使用不当会导致宫缩过强，会减少子宫胎盘血液运输量，增加新生儿窒息的风险，还会增加新生儿颅内出血和新生儿产伤的发生率。

除缩宫素外，分娩过程中所应用的其他药物，如麻醉药、镇痛药等，也有可能会对新生儿的行为和远期发育造成影响。这是目前研究的空白区域，因为大多数研究只关注近期的临床结果，很少对长期效果进行跟踪。我国缩宫素应用广泛，但关于其远期影响的研究资料却很少，需要加以关注。

（二）米索前列醇的应用

米索前列醇在我国是用于晚期妊娠引产的药物。

米索前列醇在英国不是法定的引产药物，也没有通过英国的《药典》批准，不能用于足月活胎引产。英国国立临床规范研究所颁布的指南认为，因为应用米索前列醇对胎儿和新生儿的长期影响缺乏研究证据，所以不能用于活胎引产，只能用于宫内死胎引产。

不规范使用米索前列醇可致子宫强直性收缩，增加胎儿缺氧、羊水污染的风险。

分娩是产妇的本能，产妇及胎儿是分娩的主角。要重视胎儿在分娩发动中的重要作用，加强母婴内在的联系。在产程中应允许家人陪伴，加强对产妇的照顾，鼓励其进食和自由活动，为其创造温暖舒适的生产环境。同时鼓励产妇以自由体位分娩，激发、刺激内源性缩宫素的释放，这些都是促进自然分娩的有效措施。

二、分娩镇痛

分娩镇痛又称无痛分娩，指在分娩过程中为减轻产妇不适所采用的各种方法，包括非药物镇痛和药物镇痛两种。

（一）产痛的生理特征与意义

1. 产痛不同于病理性疾病疼痛

产痛的发生机制至今尚未完全明确。在非麻醉下扩张宫颈进行人工中断妊娠时，可引起产妇从下腹部至腰部的强烈疼痛。第一产程产痛主要由宫颈扩张所致，与子宫下部的压迫扩张有关。第二产程产痛主要源于胎儿对阴道和会阴部的压迫扩张。需要强调的是，子宫肌肉本身的收缩并不带来疼痛，因为子宫肌肉没有痛觉神经。

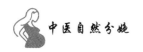

实际上，用疼痛来描述产程中的不适并不全面，因为产妇会感觉到各种说不出来的肿胀感和阴道内的刺痛感等。主要有以下几个特点：局部定位不太明确；可引起骨骼肌反射性收缩；具有精神性因素；等等。

Duggan等人的研究发现，在机体受到伤害性的热、机械和化学刺激时，疼痛因子释放增加，这说明疼痛因子主要对伤害性感受器起作用。但是疼痛因子在正常分娩过程中未表现出变化，这进一步证明在大部分情况下，正常分娩疼痛只是一种自然生理过程，而非伤害性刺激。产痛的生理性还在于它的节律性，在整个产程中只有约1/4的时间是宫缩时间，间隔的时间长于宫缩时间，而产痛只出现于宫缩时，在所间隔的时间内一般是没有疼痛的。

2. 产痛的内源性调整机制

产痛的生理性还表现在内源性调整机制上。伴随产痛和产程的进展，体内的内源性缩宫素和内源性β-内啡肽（β-endorphin，β-EP）的分泌水平会随之上升，据许多产妇描述在产程中甚至有类似于性高潮的体验。β-EP是一种本身具有内源性阿片样镇痛作用的多肽类物质。在分娩过程中，β-EP升高能起到稳定产妇由精神因素带来的不良情绪的作用，也可理解为是一种自我调节机制。分娩后，这两种激素水平会上升到一个高峰，可使产妇暂时遗忘分娩带来的疼痛。实际上，如果我们能够充分地放松，用自然的心态来感知分娩的过程，产痛会变得轻微和容易度过。

3. 适当的产痛是正常分娩的基本属性，有助于产程进展

助产专家Gould在有关正常分娩的概念研究中，增加了产妇的艰辛劳动和产妇与胎儿共同努力两个基本属性，认为产痛区别于其他病理性疼痛，是正常分娩的一个生理特征。产痛能促使产妇寻求舒适体位，与胎儿共同努力，使胎儿得以进行旋转运动和在骨盆内下降，最终完成分娩。

当然，过于强烈的产痛会导致产妇紧张、肌肉收缩，并消耗过多的体能，不利于分娩顺利进行，故要避免疼痛过于强烈和时间过长。产痛过于强烈可导致产妇交感神经兴奋和焦虑加重，使母体代谢和氧耗量增加，同时胃肠道及膀胱动力下降还会使胃排空延迟导致产妇恶心、呕吐，产生酸中毒。而母体的酸

中毒又会通过胎盘传递，使胎儿发生酸中毒。

（二）产痛增强的因素

产痛的疼痛程度因人而异，受环境、生理和心理等因素的影响。

一般情况下，经产妇的疼痛程度会小于初产妇。自然临产者宫颈较软，产痛也往往较轻。引产时应用缩宫素可能会使宫缩疼痛的感觉更严重。心理因素如恐惧、焦虑等也会增加产妇对疼痛的敏感性，并影响其行为，越紧张疼痛往往会越严重，而严重的疼痛又会进一步增加产妇的紧张、焦虑感。

1. 平卧不动

自由体位是胎儿与产妇之间沟通的有效方式，是哺乳动物分娩本能的体现。产妇适应性地变换体位，有利于胎儿下降与旋转，以顺利完成分娩。而平卧不动会延缓产程，让产痛更加难以忍受。而在现代医院中，分娩活动转变为医疗行为，许多医学流程会限制产妇活动，如输液、持续胎心监护等。

2. 反复的阴道检查

对于正常分娩而言，阴道检查并不是必需的，可以通过观察产妇行为表现来观察产程进展。有研究表明，阴道检查可以减少到只有一次，而且是在判断产程是否有异常或有其他异常情况时才进行。反复检查并不能加快产程，反而会促使产妇紧张，还会造成阴道、会阴水肿。

3. 环境因素

适合分娩的环境应是隐秘的、安静的和少受打扰的。产妇周围没有太多人环绕，只有一个可信任的、富有经验的助产士在身边，这样的环境对于产妇分娩是有帮助的。有研究表明，焦虑、紧张会导致肾上腺素水平上升（呈现交感神经兴奋状态）。分娩需要缩宫素和内啡肽，但这些激素在放松的状态（副交感神经兴奋状态，可以理解为夜晚睡觉状态）下才更容易释放。一个焦虑不安的助产士，也会影响产妇，影响分娩过程。

要创造温暖、和谐、关爱的生产环境，在医院内建立家庭式一体化LDRP（Labor——待产，Delivery——分娩，Recovery——恢复，Postpartum——产后）产房，促进产妇自然分娩。

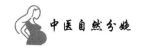

（三）非药物镇痛

建议产妇在正常分娩过程中，首选非药物镇痛。

如今有许多非药物镇痛的方法可供选择，如洗澡、来自陪伴人员的按摩和关心、呼吸减痛法（拉玛泽分娩法）等都能够有效地让产妇转移注意力，减轻疼痛。在产程中，应允许并支持产妇采取自由体位分娩和自由活动，最重要的是最好不要平卧不动，而是保持直立体位，如坐、站、走动等。

1. 非药物镇痛的特点

（1）无创伤性，安全舒适，经济方便。

（2）其镇痛作用需要调动产妇自身因素，通过促进内源性激素释放，提高产妇对疼痛的反应能力而起效。镇痛效果如果不完全，那么产妇就不是完全的无痛状态。

（3）能够加强宫缩，方便产妇自由活动，减少胎方位异常并促进产程进展。

（4）有助于增强产妇自控能力，提高分娩满意度和获得感。

（5）有利于产后新生儿自主觅乳，促进母乳喂养，加强亲情联系。

（6）不同的非药物镇痛方法的效果可因产妇的个体差异而有很大的不同。

非药物镇痛的方法应根据产妇的喜好和具体条件而选择。同时要牢记，让产妇身心舒适、放松是根本目的。

2. 非药物镇痛的原理

分娩疼痛时机体存在三种内源性机制来缓解疼痛，包括高级中枢神经系统控制、闸门控制、弥漫性伤害抑制性控制等。在分娩过程中，可以通过采用非药物镇痛的方法，激活三种内源性机制来达到缓解疼痛的目的。

（1）基于高级中枢神经系统控制学说的方法。该方法认为大脑可通过注意力的转移来改变信息传递，触发疼痛抑制中心，促进内啡肽分泌来缓解疼痛。止痛范围为身体所有疼痛的部位。

该方法包括陪伴、呼吸训练、音乐疗法、催眠、瑜伽、冥想、芳香疗法等，它需要产妇主动地参与，通过一个比较长时间的调节，形成稳定的神经类型。

（2）基于闸门控制学说的方法。该方法认为通过选择性增强粗纤维的传入，可以阻止较小的神经纤维传递疼痛信息，产生止痛作用，即对疼痛部位给予非疼痛性刺激来缓解疼痛。止痛范围为受刺激的区域。

该方法包括水浴、冷热敷、温柔按摩、自由体位等。

（3）基于弥漫性伤害抑制性控制学说的方法。该方法认为作用在身体任何一个部位的伤害性刺激都可激活内啡肽系统，从而产生镇痛作用。

该方法包括针灸、穴位按摩、冰块按压、经皮神经电刺激等。

（四）药物镇痛

椎管硬膜外麻醉镇痛对减轻疼痛有明显的效果，但在分娩过程中，麻醉药会透过胎盘进入胎儿血液循环，因此在分娩镇痛用药过程中应充分考虑母体和胎儿的情况，审慎用药。麻醉药同时会阻断宫缩的神经传递，导致宫缩减弱，从而需要增加缩宫素的应用。在应用宫缩素的过程中需要开放静脉输液通道，进行生命体征监护，备好气管插管装置、给氧设备及其他急救用品，确保麻醉过程的安全。

1. 药物镇痛的适应证

（1）产妇应用非药物镇痛的方法后效果不佳，自愿要求应用药物镇痛。

（2）无产科阴道分娩禁忌证。

（3）无凝血功能异常、无局部或全身感染、无低血容量、无营养不良及精神异常、无脊柱解剖异常。

（4）在会阴缝合、人工剥离胎盘等操作时，选择适当的麻醉方法减轻疼痛。

2. 药物镇痛的禁忌证

（1）产妇拒绝使用。

（2）不能经阴道分娩者。

（3）产妇有感染发热，绒毛膜感染，糖尿病，低血压，凝血功能障碍，心肺、肝肾功能异常，脊柱解剖异常，对麻醉药过敏，等等。

（4）胎儿情况不稳定。

（5）缺乏必要的手术抢救条件和麻醉人力资源。

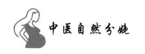

3. 药物镇痛的并发症

药物镇痛作为一种医疗干涉措施，有必然的并发症和一定的危险性。绝大多数镇痛药和麻醉药都具有中枢抑制作用，能通过胎盘屏障直接到达胎儿，可抑制胎儿呼吸，使产妇发生缺氧、低血压和高碳酸血症。因此，在给药时必须慎重考虑用药剂量、给药时间，以及胎儿和产妇的全身情况。

（1）全身性并发症。在麻醉过程中，有损伤神经、血管，感染，出血的可能。据报道，美国与麻醉有关的孕产妇死亡率占全部孕产妇死亡率的1.6%。

（2）对产程的影响。有研究显示，硬膜外麻醉在一定程度上会增加胎方位不正的概率和手术助产的可能性，增加因胎心异常而行剖宫产的概率，增加产褥热的发病率和术中、术后尿潴留概率，增加会阴裂伤、直肠损伤的概率。麻醉药镇痛后还可能会限制产妇的活动和饮食，降低产妇用力的欲望，使第二产程延长。但是，关于麻醉药镇痛对剖宫产率的影响，报道不一。

（3）对胎儿、新生儿及儿童的远期影响。麻醉药如阿片样物质可增加胎儿胎心异常发生率，增加新生儿肺部问题的发病率，会干扰或延迟新生儿吸吮母乳的过程。因此，麻醉药及产程中所使用的其他药物对产妇及新生儿的远期影响需要长期的关注和随访（见表1-1）。

表1-1　非药物镇痛与药物镇痛对母儿影响的比较

指　标	非药物镇痛	药物镇痛
方法	陪伴、自由体位、呼吸训练、水浴、针灸、经皮神经电刺激等	麻醉药、镇痛药
侵入性	无侵入操作，安全简单	医疗操作，有损伤神经、血管，感染，出血的可能
镇痛效果	镇痛不完全，可忍受的轻度到中度疼痛	止痛效果好，疼痛轻
产妇影响	增加舒适感，促进自由活动，可预防母亲仰卧位低血压	有可能产生产妇低血压、酸中毒、麻醉意外，产妇活动部分或全部受限
产程影响	促进产程进展，促进自然分娩，有利于纠正胎儿枕后位	使第二产程延长，可降低产妇用力的欲望，增加胎儿枕后位发生率和手术助产的可能性

续表

指 标	非药物镇痛	药物镇痛
激素影响	降低交感神经兴奋性，但同时促进内源性缩宫素释放，促进内啡肽分泌	降低交感神经兴奋性，同时也降低内源性缩宫素水平，抑制内啡肽分泌
胎儿及新生儿影响	减少胎心异常发生率，促进母婴早接触，促进母乳喂养	可增加胎心异常的发生率，延迟觅乳，增加新生儿肺部问题的发病率

综上所述，分娩镇痛技术还在不断地发展、更新，它必将在分娩过程中带给产妇更舒适、更高质量的体验。在正常分娩中，应倡导首先选择非药物的镇痛方法，给予产妇关爱和照顾，给予全产程的分娩支持，鼓励自由活动和自由体位分娩。产妇和胎儿是分娩活动的主角，产妇本人要主动地学习，具备良好的心理素质和身体素质，以及良好的适应能力和自然分娩的信心，以促进产程自然进展。在必要时，可在医生的指导下应用药物镇痛，安全完成分娩，保障母婴健康。

三、人工破水

人工破坏胎膜让羊水流出，是现代产科一个加快产程进展的措施，被广泛地应用于临床实践中。实际上，现代产科中很少见到自然破膜的胎膜了。在频繁的检查过程中会有意无意地进行人工破水。胎膜破裂后，胎头紧密压迫宫颈，会让宫缩变强，但同时也增加了胎儿脐带受压的概率，增加了产妇羊水栓塞的发生率，并且容易造成胎儿枕后位持续不变从而引起难产。胎膜包裹着胎儿一起在产道下降，能起到良好的缓冲作用和润滑作用。如果胎膜是完整的，将很少出现胎方位不正导致的难产。

四、限制平卧位

我国古代的分娩以家庭分娩为主，即产妇在分娩的过程中是自由活动的，由照顾者扶腋徐行。当遇到生产困难时，会用一条毛巾拴系于高处，令产妇以

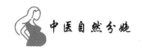

手攀之，轻轻屈足舒伸以开生路，儿即顺生。拉毛巾下蹲的动作能够扩大骨盆的出口，是一种解决难产的妙法，可协助巨大胎儿娩出。位于重庆市的大足石刻刻画了一幕产婆接生的情景：产妇是站立的，前后有人扶持。

在西藏的藏经阁中有一幅载有孕产过程的壁画，画中的产妇在床上以俯卧位姿势分娩（见图1-2）。可见，我国以自由体位分娩有着悠久的历史，我辈助产人当发扬光大。

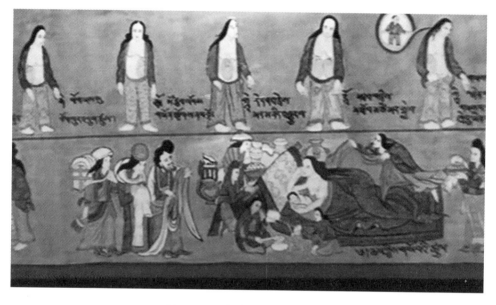

图1-2　西藏壁画中的产妇分娩

当分娩由一个自然事件转变为医疗事件时，分娩体位也由此受到各种因素的影响，逐渐由自由体位变为产床上的平卧位（截石位）和后仰的半坐卧位。临床中，会有许多妨碍自由体位和产妇活动的因素，如麻醉镇痛、持续监护、静滴缩宫素，以及产妇本身的因素如过度肥胖、疾病等。据报道，20%~30%的产妇进行剖宫产的原因是产程不进展（即所谓的难产），而限制体位活动会增加难产的概率。如果产妇能够保持舒适的体位，她会更有控制力，更能耐受产痛，有利于宫口开大和胎儿旋转下降。因此，要努力创造舒适的分娩环境，注重产妇自身的感觉本能，鼓励产妇自由活动和采取自由体位分娩。

五、会阴侧切术

会阴侧切术是一个产科扩大阴道出口的手术，它在20世纪70年代引入产科实践，但循证研究结果表明，会阴侧切术预想的作用，如缩短产程、预防胎头受压以防止胎儿缺氧导致窒息等，并无研究证据支持。相反，大量研究结果表明，会阴侧切术会增加产妇伤口愈合问题，增加会阴感染、产后会阴疼痛、性生活困难等的概率。

我国的会阴侧切术应用率在几年前报道已达90%，而过高的会阴侧切术应用率与过高的剖宫产率一样，是产科中过度应用干涉措施的体现。

六、过早结扎脐带

过早结扎脐带（早断脐）指产后1分钟内就切断脐带。人类是唯一在产后结扎脐带的物种，有人认为这违反了自然规律。有研究表明，早断脐可能会影响新生儿的健康，所以应等待新生儿呼吸建立并且脐带的搏动停止后再断脐。新生儿出生后，胎盘与新生儿间的血液循环仍然存在，要经过一段短暂的时间（4~6分钟），使新生儿肺部有充足的血液供给，待肺血管充盈后，肺泡才能充分张开，这称为胎盘-新生儿输血。而且还要经过一段短暂的时间，新生儿肺内的液体（肺液）被循环系统和淋巴组织吸收后，新生儿才能建立有效的呼吸，使血氧分压升高。当血氧分压上升到一定程度后，脐动脉会自动关闭，从而生理性终止胎盘-新生儿输血过程。因此，如果过早结扎脐带，就干涉了这种生理过程，且在呼吸功能没有完全建立之前，就切断脐带循环，将妨碍正常胎儿到新生儿状态的生理转化过程，尤其是对于窒息状态呼吸建立延迟的新生儿，将会出现严重后果，甚至是致命的。

（一）晚断脐有利于新生儿呼吸功能的建立

研究发现，即使是正常新生儿，最初的几次呼吸也可能不具备气体交换功能。Marquis的研究发现，新生儿初生时测得的脐动脉血气水平和37秒后再次测得的血气水平比较，并无改变，而这中间新生儿呼吸了6次。因为新生儿的肺泡内可能尚有肺液存在，所以一开始的几次呼吸很可能是"无效"的。经过几次

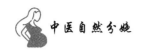

呼吸后，随着胸膜腔负压形成、跨肺压升高，肺液吸收进入肺间质，并经淋巴系统转运，此时肺变"干燥"，而胸膜腔负压使肺泡和胸膜之间形成跨膜压，肺血管阻力降低，进一步促进肺血管扩张充盈，使气体交换功能逐渐增强和血氧水平升高。胎儿循环中脐静脉血氧分压约 32 mmHg，脐动脉血氧分压约 15 mmHg；出生后新生儿的脐动脉血氧分压上升，肺循环阻力降低，体循环阻力升高，导致左心房压力高于右心房，卵圆孔闭合。动脉血氧分压的升高，引起动脉导管平滑肌收缩最终关闭，胎儿循环转为成人循环。

在这个短暂的过程中，肺开始呼吸，但是尚未发挥供氧的功能，脐带的循环起到一个代偿作用。

（二）晚断脐可增加新生儿血红蛋白水平，预防婴儿贫血

胎盘-新生儿输血发生在新生儿出生后、胎盘从子宫壁上完全剥离之前，此时胎盘与新生儿间的血液交换仍然会维持几分钟，脐带搏动继续存在。这一过程可以为新生儿肺部扩张提供充足的血液，保障新生儿正常呼吸功能的建立和由胎儿循环到新生儿循环的转化，并增加出生后铁蛋白的贮存量，以减少缺铁性贫血等疾病的发生。如果在脐带停止搏动前过早地结扎脐带就会影响这一结果，尤其对早产儿的影响更明显。晚断脐可以减少新生儿颅内出血、晚发性感染的发生率，提高早产儿的存活率。早期的生理学研究指出，足月妊娠的胎盘血量占胎儿胎盘循环总血量的25%~60%（54~160 mL），并且富含造血干细胞。早断脐导致新生儿造血干细胞的缺乏，或是导致新生儿贫血的重要原因之一。

（三）晚断脐可减少病理性黄疸发生率

新生儿高胆红素血症会引起新生儿病理性黄疸的发生，而新生儿病理性黄疸可能会影响新生儿脑部发育，导致新生儿出生后出现智力低下等问题。史骁梁等人的研究指出，适当延迟断脐时间不仅可以提高新生儿的血容量，增加血红蛋白的浓度，而且不会发生红细胞增多症以及高胆红素血症。华少萍、张宏玉等人的研究结果显示，晚断脐产妇比早断脐产妇发生产后出血的概率小，新生儿有更低的胆红素值（出生后最高的一次峰值），两组中接受光疗的新生儿无统计学意义。全部接受治疗的新生儿均安全出院，无发生核黄疸病例。

（四）晚断脐可提高早产儿存活率

相关研究还表明，晚断脐对于极低出生体重的早产儿有着极为重要的意义。延长断脐时间可以使早产儿获得更多的胎盘血再灌注，增加早产儿体内铁的贮备量，减少应用呼吸机和肺部疾病、脑室内出血的发生率，更减少需要输血的情况发生，能提高新生儿生存质量和存活率。

（五）晚断脐可提高新生儿窒息抢救成功率

新生儿重度窒息是影响新生儿死亡率的一个重要因素。新生儿在出生后的几分钟内，胎盘与新生儿之间仍然保持着血液交换，这为新生儿的呼吸转换提供了一个缓冲过程。这个短暂的代偿时间对于窒息的新生儿来说尤其重要。正常的新生儿通常很快就会进行呼吸，而新生儿窒息时，呼吸功能就会被抑制。宫内缺氧也会导致胎儿宫内呼吸运动的减少和消失，这很有可能是胎儿对缺氧状态的生理反馈。

我国的中医典籍中，就有关于窒息儿抢救时保留脐循环的记载："凡产母分娩艰难，劳伤胎气，多有儿虽脱胞而乏力垂危，或已死者，切不可便断脐带，当急用大纸捻蘸香油，于脐带上往来烧断之，取其阳气以续胎元，俄顷，儿得啼声，即已活矣，且可免胃寒泄泻之病。凡见此者，若以刀断脐带，则子母皆多难保。"这值得我们深思。

（六）晚断脐可减少新生儿自闭症发生率

国外有关学者研究表明，过早地结扎新生儿的脐带，会导致新生儿大脑缺氧，还可能会导致新生儿在成长过程中发生自闭症。

自闭症（孤独症）是一种高度异质性的神经发育障碍性疾病，以不同程度的社会交往障碍、交流障碍、局限的兴趣及刻板与重复行为方式为主要临床特征。自闭症的确切病因不明，有研究提示剖宫产、催产素引产可能是导致儿童自闭症发生的危险因素之一。一项对已经确诊的自闭症患儿与正常儿童以1∶3的比例进行配对病例对照的研究发现，自闭症患儿组比正常儿童组有更高的剖宫产、应用麻醉药分娩镇痛比例，有更高出生后没有实施晚断脐和早接触、早吸吮比例。多因素回归分析显示，剖宫产增加3.5倍患自闭症风险，麻醉药镇痛增加3.3倍患自闭症风险，过早结扎脐带增加19倍患自闭症风险，这提示了剖宫

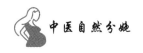

产、麻醉药分娩镇痛和过早结扎脐带可能会增加自闭症的发生率，值得进一步关注。

（七）晚断脐可减少产后出血发生率

晚断脐对产妇的影响，主要在第三产程。有研究发现，晚断脐可使产妇产后出血发生率降低。国际助产士联盟和国际妇产科联盟在2003年有关预防产后出血措施的联合声明中，把等待脐带搏动停止后断脐，归于"主动的第三产程处理"的有效措施之一，认为是可以预防产后出血的一项措施。循证医学证据表明，对于一个没有合并出血的简单分娩，不提倡采用加速胎盘娩出（早于传统分娩30～45分钟）的干预，没有证据证明这样可以减少产后出血的风险（C级，质量良）。华少萍、张宏玉等人研究发现，晚断脐产妇产后出血量少于早断脐产妇，且未发现晚断脐对产妇有不良影响。

七、腹部宫底加压娩出胎儿

腹部宫底加压在临床实践中确实存在，甚至在某些医院应用非常普遍。该方法主要用来加速娩出胎儿，缩短第二产程，并且有人试图用腹部宫底加压来代替出口产钳和胎头吸引助产。在一些新生儿重度窒息死亡、产妇死亡的案例调查中，往往是看不到这个措施的，因为不会有病历记录。当出现问题需要靠法律程序解决时，当事医生是不会讲自己曾经应用过腹部宫底加压的，产妇也并不清楚，从而导致这一个现象持续存在，影响极大。国外也存在类似的情形，与腹部宫底加压有关的不良事件不会出现在正规的医学杂志或文书中，而是在法律诉讼中才会见到。

国内文献中对腹部宫底加压的描述不一。例如，应用徒手腹部加压术，即助产士站在产妇右侧，垫高双脚，双手放于产妇宫底两侧，两大拇指放子宫底部，随宫缩有节律地顺产道轴推压宫底，使胎儿娩出。有人在进行胎头吸引术的同时予以腹部加压，即每次宫缩时牵拉吸引器，同时由助手在宫底部每分钟下推胎儿40~70次。有的医院在接产中用多头腹带或大单布放在子宫上两头收紧以达到增加腹压使产妇分娩的作用，也有医院应用腹部加压装置。

（一）腹部宫底加压可增加新生儿窒息和颅内出血发生率

等待胎儿自然下降是安全的措施。如果胎心和产妇情况良好，没有必要限制第二产程的时间在2小时内，更不能应用腹部宫底加压来缩短产程。经研究比较腹部宫底加压组和低位产钳组发现，低位产钳组和腹部宫底加压组分别有1例和2例颅内出血患儿，并分别有7.0%和8.6%的新生儿窒息率。腹部宫底加压组的新生儿窒息率较高，并有颅内出血发生。另有研究者认为腹部宫底加压虽缩短了第二产程时间，使两组产程相差6分钟，但腹部宫底加压组的新生儿窒息率为12.75%（13/102）。

（二）腹部宫底加压可增加肩难产和新生儿产伤的发生率

腹部宫底加压特别是同时应用胎头吸引术助产时，会增加新生儿产伤的发生率，包括脊椎损伤、骨折、神经损伤、胎头血肿、失血，甚至休克。腹部宫底加压可能增加胎儿颅内压，减少大脑的血流，导致胎心不稳定、脐带受压，使胎儿缺氧和窒息。腹部宫底加压对新生儿的危害包括骨折、颅内出血、重度窒息、新生儿死亡等。

（三）腹部宫底加压可增加产妇的危险性

腹部宫底加压对产妇的危害包括Ⅲ度及Ⅳ度的会阴裂伤、肛门括约肌损伤、子宫破裂、子宫内翻、宫颈裂伤、腹部血肿、肾脏损伤、死亡等。表1-2是自1993—2013年国内文献有关腹部宫底加压造成的恶性事件的汇总。在世界卫生组织的分娩质量标准中有明确规定，禁止在分娩中使用腹部宫底加压娩出胎儿。产妇及家人也要明白这是危险的操作，要自觉地维护自身健康，拒绝不良行为。

要回归自然，遵循自然的法则，分娩中应减少不必要的干预。医疗手段只在必要时应用，用最少的干预措施获得最好的母子结局。

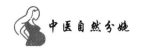

表1-2　1993—2013年国内文献有关腹部宫底加压造成的恶性事件的汇总

腹部宫底加压造成的恶性事件	例数
孕产妇死亡	5
胎儿死亡	2
新生儿死亡	15
子宫破裂	17
Ⅲ度及Ⅳ度会阴裂伤	13
宫颈裂伤	57
子宫内翻	10
肾脏损伤	1
腹部血肿	8
新生儿臂丛神经损伤、锁骨骨折	2
子宫切除	23

第四节 溯 源

我国妇幼保健系统在保障母婴健康方面发挥了巨大作用，但与国际先进水平比较，仍然有一定的差距。近些年来，剖宫产率在不断上升，中国剖宫产率从 2008 年的 28.8% 增长到了 2014 年的 34.9%。其中，剖宫产率最高的地区为东北地区（71.6%），剖宫产率最高的医院高达 81.6%。

但是，如此高的剖宫产率并没有改善母子结局，我国仍然是新生儿死亡人数排名最多的十大国家之一。这十大国家排名如下：印度、尼日利亚、巴基斯坦、中国、刚果民主共和国、埃塞俄比亚、孟加拉国、印度尼西亚、阿富汗和坦桑尼亚。据妇幼卫生监测，2018 年新生儿死亡率为 4.5/1000，2018 年孕产妇死亡率为 18.3/10 万。其中，城市为 15.5/10 万，农村为 19.9/10 万。而世界母婴保健质量排名前十位的国家中，孕产妇死亡率均低于 10.0/10 万。因此，过高的剖宫产率和并不乐观的母婴保健质量，是值得关注的问题。

一、不同母婴保健模式的服务质量

世界卫生组织妇幼健康部主任 Wagner 在 2001 年指出，如果以人性化的服务标准来看，目前的妇幼保健母婴照顾可分为三种：一是人性化的照顾，助产士有较高自主权且较少介入干预措施，符合此情况的国家如荷兰、芬兰、瑞典、新西兰等。二是过度医疗化，采用高技术，以医师为中心，助产士被忽视，符合此情况的国家如巴西、捷克、俄罗斯、法国、美国等。三是上述两种情况混合，符合此情况的国家如德国、英国、加拿大、澳大利亚等。

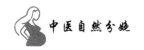

（一）重视助产士作用的国家，妇幼保健质量较高

世界卫生组织的研究报告中强调，由助产士提供的助产服务，有更高的自然分娩率、更好的母婴结局和更低的医疗资源消耗。目前，国际比较通行的做法是将低危孕产妇归属于助产士负责，服务的范围包括整个孕产期的连续性服务照顾。

荷兰有着全世界最低的孕产妇死亡率和新生儿死亡率。荷兰的剖宫产率仅为9%，而出生的婴儿中，有83%由助产士执行孕产期检查。

芬兰是以低婴儿死亡率而闻名的北欧国家。芬兰的生产照护是由医师与助产士共同来完成的。一般来说，助产士负责提供整个生育过程中的10次产检，医师负责3次。遇有高危妊娠孕产妇时，助产士需将产妇转诊到医学中心交由医师处理。芬兰住院分娩的新生儿有85%是由助产士接生的，全国有95%的成功母乳哺喂率，而全国的剖宫产率只有15%。

新西兰于1990年通过的一项法案明确规定，助产士可以合法提供正常怀孕妇女产前、生产及产后6周的全程照护。在新西兰，每位妇女都有一个主要孕期照顾者（Lead Maternily Carer，LMC），负责协调产妇在整个孕期的一切事情，直到产后6周产妇和她的孩子被移交给卫生服务机构。LMC可以是助产士，也可以是妇产科医生或家庭医生。超过75%的妇女选择助产士作为她们的LMC。

（二）以医疗为主导的服务需要做到"高质量、低费用"

美国是以产科医生为主导的服务方式，助产士服务的比例小于10%。值得关注的是，美国孕产妇健康状况一直不容乐观。在20世纪的前半期，美国孕产妇死亡率较低，而在20世纪的后半期死亡率又开始攀升。美国疾病控制与预防中心（CDC）报告表明，在美国，与妊娠相关的死亡率已由1987年的7.2/10万上升至2014年的19.9/10万，美国的孕产妇死亡率高于其他工业化国家，包括许多医疗资源更为有限的国家。同时，美国孕产服务的费用水平处于世界前列，每例孕产妇服务费用高达10232美元。2014年，美国的卫生支出占GDP的17.85%。有研究表明，美国约有1/3的产妇选择剖宫产，且如果产妇超过预产期一至两周还没有生产，大多数医院都会人为引导产妇进行生产。大部分医院都会为产妇设定一个手术最后期限，如果产妇上一次是剖宫产，那么许多医生将不会帮助产妇在第二次生产时进行阴道分娩。美国的家庭分娩助产士伊娜·梅·加斯金（Ina May Gaskin）对此表明，这是一个社会问题，并不是一个临床问题，反映出来的是对母亲和婴儿造成的损害。作为美国产妇保健资深评论家的加斯金认为，大量医疗化生育宣传导致美国将近三分之一的准妈妈在分娩时都选择了剖宫产。美国孕产妇死亡率变化趋势见图1-3。

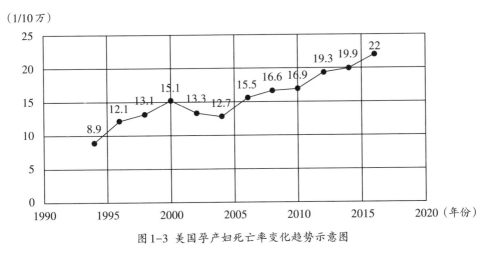

（1/10万）

图1-3 美国孕产妇死亡率变化趋势示意图

加斯金说，美国对待生育的方式并不是在为女性和婴儿提供帮助。相对于其他国家，美国在医疗保健方面花费更多，然而美国产妇死亡率和新生儿死亡率在世界上却分别排名第41名和第50名。

综上可见，以助产士为主导的分娩方式，有更高的顺产率、更好的母子结局和更少的医疗消耗。某研究报告中部分国家分娩结局情况见表1-3。

表1-3 部分国家分娩结局情况表

指 标	德国	英国	瑞典	荷兰	新西兰	美国	中国
孕产妇死亡率（1/10万）	8	7	4	5	9	19	17.8
新生儿死亡率（‰）	2.2	—	1.6	2.6	—	—	3.9
顺产率（%）	68.7	75.4	82.9	83	74.7	67.8	64.7
会阴切开率（%）	27.7	20	6.6	30.3	12	14.4	—

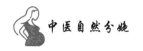

续表

指　标	德国	英国	瑞典	荷兰	新西兰	美国	中国
硬膜外麻醉率（%）	10	16	34.4	11.3	24.7	71	—
2014年卫生支出占GDP总支出比例（%）	11.06	9.32	9.36	11.96	10.08	17.85	—
顺产费用（美元，2015年）	2592	2741	3025	2889	2477	10232	—
家庭分娩率（%）	0	2	1	20	3.3	0.91	0
分娩中心分娩率（%）	0	2.3	0	11.4	10.1	0.43	0
医院分娩率（%）	100	95.7	99	68.6	86.6	98.76	100

二、家庭分娩的安全性

美国自20世纪20年代开始，医院分娩成为大势所趋。1938年前，美国有一半婴儿在家中出生，到了1955年约95%的婴儿在医院出生。20世纪80年代以后，回归自然成为卫生保健潮流。2011年美国妇产科医师学会（ACOG）承认，有计划地在家分娩的绝对风险很低。自然生产的拥护者指出，在许多国家，在家生产以及助产士主导生产是主流医疗保健的一部分。如今，美国越来越多的女性，特别是白人女性，会选择在家分娩。2004年至2009年，美国在家分娩的婴儿所占比例上升了29%。许多关于分娩的纪录片如《在美国生育》（*Pregnant in America*）中提到了加斯金，同时也提出医院生产在很大程度上剥夺了女性的权利。《纽约时报》报道，被誉为"全球最知名助产士"的伊娜·梅·加斯金与丈夫于1971年在田纳西州成立了一家农场助产中心，以低感染率、低发病率、低死亡率而广受赞誉。虽然不曾获得医师执照，加斯金却被邀请在大型教学医院和世界各地发表演讲，并被英国泰晤士河谷大学（现西伦敦大学）授予名誉博士学位。这位72岁（当时的年龄）的美国助产教育学家认为，自然生产是最健康的生育方式。她是推动助产士协助居家生育合法化最杰出的人物之一。自20世纪70年代以来，加斯金和她的伙伴们在农场助产中心帮助了约3000名生活在贫困地区的产妇自然分娩，她们中只有约2%的产妇不得不剖宫产，其中没有一名产妇是在硬膜外麻醉的情况下生产的。

美国分娩中心的一组数据显示出了良好的分娩结局，即在15000多名产妇中，有93%选择自然顺产，1%应用了阴道助产手术，6%应用了剖宫产，且没有产妇死亡；产妇的并发症发生率为0.47‰，新生儿的死亡率为0.40‰。美国分娩中心的宗旨是提供家庭化产妇照顾环境和以家庭为中心的分娩方式，在分娩中心里助产士是最主要的工作人员，与医生等工作人员密切合作。

各个国家以家庭和助产士为主导的分娩中心，其分娩率分别为：荷兰20%，澳大利亚0.3%，美国0.5%，新西兰10%，英国11%。最近的一项多中心研究结果显示，对于正常产妇，在家庭或助产士主导的分娩中心分娩，顺产率（90%）高于医院内的产科分娩（54%），剖宫产率（2.1%）低于医院内的产科分娩（9.6%）。死胎、新生儿死亡和新生儿转科率比较无统计学意义。研究结果还显示，有计划的家庭分娩是安全的，它是指有合格的助产士在场，并经过孕期保健评估。对于正常的孕产妇，在家庭分娩比在医院分娩有更高的顺产率，母子结局更良好。一项在多个国家进行的调查显示，近年来随着新冠疫情的传播，越来越多的妇女希望减少到医院等待的时间，希望能进行家庭分娩或享受到由助产士主导的分娩中心的服务。家庭分娩或由助产士主导的分娩中心与医院分娩的安全性评价见表1-4。

表1-4　家庭分娩或由助产士主导的分娩中心与医院分娩的安全性评价

指标	分娩中心（家庭分娩）n/N	医院分娩 n/N	OR	95% 可信区间
死胎率（‰）	9/44750	151/253294	0.66	0.32~1.34
新生儿死亡率（‰）	4/20609	54/230245	0.87	0.29~2.61
新生儿转到NICU[①]率（‰）	387/16540	2073/63507	0.82	0.62~1.08
顺产率（%）	41473/45777	163523/300507	2.93	2.13~4.03
剖宫产率（%）	1006/46935	31209/322166	0.35	0.27~0.46

①NICU：新生儿重症监护病房。

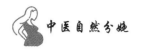

续表

指标	分娩中心 （家庭分娩）n/N	医院分娩 n/N	OR	95% 可信区间
阴道难产率（%）	2682/46935	46157/322166	0.37	0.24~0.58
会阴完整率（%）	1632/3720	5284/12079	1.15	1.06~1.25
严重会阴裂伤率 （%）	920/44625	9333/290389	0.57	0.40~0.81
产后出血量≥ 1000mL 发生率（%）	2853/102663	5231/336330	0.73	0.55~0.96

备注：n/N 为抽样比例；OR 为相对危险度，大于 1 表示危险因素，小于 1 表示保护因素；95% 可信区间为 OR 在 5%~95% 之间的可信区间。

三、中国自然分娩中心

我国大部分地区施行住院分娩。在一些偏远地区，仍然保留着自然分娩中心，这种介于家庭和医院之间的接产机构，受到当地人民的欢迎。据报道，位于青海省黄南藏族自治州同仁市的一个被高楼环绕的院落正在吸引越来越多的农牧区藏族孕妇来此生产，它是中国首个藏式自然分娩中心。这个民间机构的出现意味着医院不再是农牧区藏族孕妇分娩的必然选择，在这里，她们既能规避传统家庭分娩的高风险，又能够享受具有本民族特色的生育服务。该分娩中心的负责人才让吉说，其实农牧区藏族孕妇在家分娩是比较危险的，主要是因为医疗和卫生条件落后，无法给新生儿及时接种疫苗以提高新生儿免疫力。但是不少孕妇到了医院，看到剖宫产或者其他病人在接受治疗，觉得生孩子像是生病了似的，心里有畏惧感。在该藏式自然分娩中心，医生、护士都是藏族人，产妇和医护人员沟通起来非常方便，分娩中心还会为产妇播放好听的藏族音乐，用正规的藏药进行产前和产后辅助调理，让产妇和家人有独立的居住空间。

10 年来，该分娩中心统计的活产数为 4960 例，顺产率为 98.8%（4900/4960），转剖宫产 60 例，产后转院 5 例，其中产后出血 3 例，经纱布堵塞后转院、胎盘不下 2 例。产妇无死亡（包括转院后的产妇）。新生儿窒息率也很低，近几年内未见重度窒息患儿。笔者有幸在该分娩中心见到一位早破水 24 小时的产妇，没有使用催产针，而是自然发动分娩。在待产过程中，有家人陪伴，有老人盛装摇着经筒为孙辈祈福。家庭式的环境、自由体位、晚断脐、较少的阴道检查、几乎不用缩宫素催生是这里主要的分娩特点。

产妇分娩是正常生活事件，大部分的产妇能够正常孕育、分娩。分娩不是疾病。

助产士与产科医生主要的专业区分是服务对象的不同。助产士的服务人群是没有疾病的健康产妇，服务的重点是支持正常分娩，帮助产妇认知正常的妊娠分娩过程，树立分娩自信心，这个过程强调的是支持、关爱、服务；而产科医生的服务人群是各种处于疾病状态、异常妊娠状态的高危产妇，处理方法是应用医疗手段如药物与手术等进行救治。

如果用昂贵的医疗资源来处理大量的正常分娩，会造成医疗资源的浪费，并且也可能不会带来更好的母子结局。综上所述，以产科医生为主导的美国，顺产率与其他一些国家相比较低，虽耗费了大量的医疗资源，但产妇死亡率近年来却在上升；而以社区基层服务和支持家庭分娩为主导的荷兰，有最高的顺产率，并一直保持着世界最低的孕产妇死亡率和新生儿死亡率。

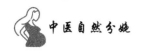

第五节　展　望

一、回归中医自然分娩模式

国内助产士是在医生的指导下从事接产工作的，我国基本是以医院内分娩为主、以医生为主导的助产服务方式，并且各级医院包括中医院很少按照中医的理论指导分娩。低危产妇与高危产妇接受同样的助产服务，遵照同样的以西方医学为指导的孕期评估规范和分娩产程管理规定，有较多的检查和药物使用，造成了资源浪费。然而，过多的干预并没有改善母子结局，突出的表现就是提高了剖宫产率，使用了较多的麻醉药、缩宫素，而产妇死亡率（18.6/10 万，2017 年数据）和新生儿死亡率（6.1/1000）并没有明显改善。世界母婴保健质量排名前十位的国家，产妇死亡率均低于 5/10 万，新生儿死亡率均低于 1.3‰。近十几年来，我国剖宫产率从 2008 年的 28.8% 增到 2010 年的 46.5%。据 2022 年的一项报道，某市 53961 例产妇的剖宫产率为 41.5%，远高于世界大多数国家的平均水平。

应当借鉴国内外先进经验和教训，遵循循证证据，致力于构建以助产士为主导的产妇服务体系，实现健康产妇和高危产妇的分级管理。实施促进自然分娩的有效措施，回归中医自然分娩方式，提高正常分娩的安全性。重建妇产科医生信心，让医生能够从处理大量的低危产妇的事务中和临床太多不必要的医疗干预行为中解放出来，专心于研究产科领域诸多悬而未决的问题，如分娩动因、妊娠时限的判断、胎盘功能、瘢痕子宫的再次阴道分娩、臀位的阴道分娩、双胎的阴道分娩，还有诸多合并症、并发症的病理机制等，使产妇服务步入良性循环的轨道中。

近年来，以助产士为主导的分娩模式不断出现，其优点体现在提高顺产率，降低新生儿窒息率和减少会阴侧切率。例如海口市妇幼保健院自2012年实施自由体位分娩、晚断脐、等待自然宫缩娩肩、导乐陪伴分娩等自然分娩措施后，顺产率保持在70%以上，剖宫产率在30%左右，会阴侧切率由原来的50%下降到10%以下，新生儿窒息率由4.15‰下降到1.45‰以下，产后出血的发生率低于1‰，新生儿产伤的发生率也有所下降。山东省济南市第二妇幼保健院实施了等待娩肩和首选用俯卧位预防肩难产的措施，近十年肩难产的发生率持续低于0.1‰。2018年12月，由孟雪带领的团队引进的新西兰现代产科服务体系在巴马瑶族自治县人民医院全面落实，在实施现代产科服务体系不到一年的时间内，产妇剖宫产率从29.9%下降到19.9%，会阴侧切率从6.62%下降到0.99%，剖宫产后顺产成功率从10.94%提升到27.58%。研究结果显示，以助产士为主导的促进低危产妇自然分娩的集束化模式，包括建设一个温馨产房、一支强有力的助产团队，产前开设助产士门诊，配合开展产前健康教育活动，同时采用非药物方法减轻产妇分娩疼痛，能降低会阴侧切率、剖宫产率，提高自然分娩率，提高产妇满意度，促进母婴健康。

因此，建立由助产士主导的正常分娩中心，实施中医自然分娩措施，能使低危产妇接受家庭式的分娩照顾，同时又能够受到必要的医疗救护。

二、中医自然分娩质量评分法

笔者建议，以中医自然分娩质量评分法为例，得分为10分的分娩将得到100%的医疗费用补偿，或得到全额资金。以此类推，低分病例要扣分或罚款。该评分法也可延伸作为个人或单位的助产服务质量的参考标准（见表1-5）。

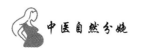

表1-5 中医自然分娩质量评分

项目	细则	完全符合标准 （1分）	部分符合标准 （0.5分）	不符合标准 （0分）	得分
睡	自然临产	自然发动	有人工干预措施，如人工剥膜、人工破水	应用催生、引产药物	
	住院到分娩时间	小于等于10小时	大于10小时，小于等于20小时	大于20小时	
忍痛	非药物方法镇痛	呼吸放松、有陪伴、能适应	没有陪伴、比较痛	用麻醉药物	
	自由体位活动	自主选择体位	限制活动，床上改变体位	完全平躺	
慢临盆	会阴完整	完整，小裂伤无缝合	有需要修补的裂伤	有侧切，或重度裂伤	
	自由体位分娩	自主选择体位	先是自由体位，最后平卧生产	完全限制，平卧，腿分开放置于支架上	
晚断脐	断脐时机	3~5分钟后或胎盘娩出后	不到3分钟	小于1分钟很快断掉	
早接触	早接触时机	出生后马上放在产妇胸前	等了一会儿放过来	没有早接触，转到儿科	
新生儿	新生儿情况	良好	有处理后好转	送儿科抢救	
产妇	产妇情况	良好，可自主进食、排尿、排便	限制活动，没有进食	有抢救或输血	

备注：因新生儿先天性疾病、重度畸形导致的新生儿死亡不记入评分。违反规定，服务态度恶劣，语言粗暴，造成产妇精神紧张从而影响分娩，有腹部加压、母子不良结局、产妇死亡、新生儿死亡、严重的裂伤并且没有及时修复导致功能异常，等等，一票否决，扣掉所有得分。

三、中医自然分娩实施方案

（一）适合人群

第一，正常低危产妇，初产，经产，头位，单胎。

第二，瘢痕子宫但适合阴道分娩者。

第三，大于或等于34周的分娩、胎膜早破、无剖宫产指征、无宫内感染者。

第四，妊娠合并疾病（如糖尿病、高血压、贫血、甲状腺疾病等）但可以阴道分娩者。

各类分娩纳入标准见表1-6。

表1-6 各类分娩纳入标准

分组	纳入标准
以助产士为主导的中医自然分娩	大于或等于34周的健康产妇分娩
	大于或等于34周的胎膜早破，无绒毛感染
	有妊娠高血压，无眼底病变
	通过饮食、运动及中医调理，可以控制的糖尿病
	瘢痕子宫有阴道分娩指征者
	孕期正常接近临产，出现羊水减少
	头位，单胎，无明显剖宫产指征
	有其他轻度疾病，接受中医治疗，有顺产意愿
以医生为主导的阴道分娩	有高危因素的瘢痕子宫
	用麻醉药镇痛分娩
	小于34周的早产
	有妊娠高血压、糖尿病，或其他综合疾病
	臀位，双胎，有高危因素且有可能剖宫产者
以医生为主导的剖宫产分娩	子宫破裂，胎盘早剥，或有其他严重疾病
	横位，梗阻性难产
	合并心脏病三级以上
	严重疾病抢救，胎儿、新生儿有疾病

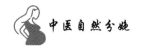

（二）排除标准

有剖宫产绝对指征者，如子宫破裂、心脏病、胎盘早剥、完全性前置胎盘、横位等；产妇及家人拒绝自然分娩者，或拒绝阴道试产者；小于34周早产者。

（三）实施方案

1. 健康教育和孕期管理

建议建立家庭、社区和医院的联合支持系统，包括孕期保健、体重管理、分娩教育、母乳喂养、产后康复、心理辅导（睡、忍痛、慢临盆孕产妇健康教育系统）。

2. 中医自然分娩方式

禁止腹部宫底加压接产；严格管理缩宫素、米索前列醇和其他宫缩药物的应用；中医为指导理论的产程管理原则（睡，忍痛），增加照顾，减少干预，以结果作为难产的诊断标准而不是单纯地以产程时间限制为标准；推行中医自然分娩接产技术（慢临盆），有家人陪伴，以自由体位待产分娩，实行晚断脐、早接触，促进母乳喂养；进行中医产后管理和母乳喂养指导。

3. 中医产科疾病专病管理

包括对早产、胎膜早破、胎儿生长迟缓、羊水问题以及双胎、臀位、瘢痕子宫等进行专病管理。

（四）目标

第一，自然分娩率大于90%，剖宫产率低于10%。

第二，产程中应用陪伴分娩、非药物镇痛技术的比例超过90%。正确应用麻醉药镇痛技术。产程中应用缩宫素的比例低于5%。

第三，会阴侧切率低于10%，严重Ⅲ度裂伤的发生率低于1‰。

第四，晚断脐率为100%。

第五，产房早接触比例在90%以上，住院期间母乳喂养率为90%，6个月母乳喂养率高于85%。

第六，产后出血发生率低于1‰，严重产后出血发生率低于0.1‰。正常阴道分娩中严重的子宫破裂和会阴损伤发生率低于0.1‰。

第七，新生儿窒息率低于1‰，5岁婴儿死亡率小于3‰，新生儿脑瘫（自闭症等）发生率低于前十年累积水平，新生儿健康出科率大于85%，新生儿转科率下降。

第八，新生儿产伤发生率低于0.1‰。新生儿总体健康水平、神经精神发育程度提高，自闭症、感统失调等病症发生率呈下降趋势。婴儿3个月贫血发生率低于10%。

第九，产妇产后尿潴留发生率减少，产后盆底功能良好（42天随访漏尿比例）。家庭和谐，感情融洽。

第十，孕产妇死亡率小于10.0/10万。

生育分娩是关系千家万户的大事，是民生的基础。健康中国，从自然分娩、晚断脐开始。

第二章

孕育

养胎歌

金风玉露一相逢，天地良缘本天成。

早睡早起守时节，粗粮糙米是养生。

遵从古训莫贪欲，慎用药物不妄行。

十月怀胎候佳期，自然分娩长安宁。

第一节 命 门

一、男女生殖系统总论

古人将生殖器称为阴，是男女生殖器官的统称。有时"阴"也用来特指女性生殖器，而男性生殖器则称为"阳"。在《难经·三十九难》中，性器官被称为命门："然五脏亦有六脏者，谓肾有两脏也。其左为肾，右为命门。命门者，精神之所舍也；男子以藏精，女子以系胞，其气与肾通，故言脏有六也。"

在中医理论中，关于男性生殖器的描述有阴核、阴卵、阴丸、肾子、阴子（以上五者皆指睾丸）、阴囊、阴茎、阴头（指龟头）等；关于女性生殖器的描述有阴户、玉门（指阴道口）、阴道、子门（指子宫颈口）、胞宫（指子宫）等。最早称男子生殖器为"朘"，称阴茎勃起为"作"，提出阴茎勃起是"精之所至"。《道德经》第五十五章曰："含德之厚，比于赤子……骨弱筋柔而握固，未知牝牡之合而朘作，精之至也。"中医理论中关于生殖的相关概念与现代生殖解剖生理概念的联系见表2-1。

精泛指促进人生殖、发育的精微物质，可分为先天之精和后天之精。中医理论认为，肾藏精，肾主生长发育和生殖，肾主骨，肾之华在发，等等。古人认为人体最先衰老的是生殖系统。因此，《素问·上古天真论》称，女子二七"天癸至""月事以时下，故有子"，"人老而无子"是因为女子七七、男子八八时"天癸竭"。所谓"天癸"者，就是促进男子生成精子和女子生成卵子、生殖功能成熟的"天一之真精"。"天癸竭"，是指人没有了生育能力。《素问·上古天真论》还称，女子七岁和男子八岁时，肾气盛（实），"齿更（乳牙脱落，恒

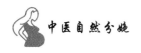

牙生出）发长"；男子八八时，天癸竭，精少，肾脏衰，形体皆极，则齿发去。《素问·上古天真论》又称："肾者主水，受五脏六腑之精而藏之，故五脏盛，乃能泻。"

表2-1　中医理论中关于生殖的相关概念和现代生殖解剖生理概念

中医理论中关于生殖的相关概念	现代生殖解剖生理概念
命门	人体气化的本源，生命的根本
肾	男女生殖、泌尿器官之一
媾精	男女性行为
胞宫	子宫
胞门	子宫口
阴户	女性前阴
受胎	怀孕，妊娠
乳子	母腹中的胎儿
谷道	阴道或肛门
溺孔	尿道口
云门、龙门	阴道口
弄痛（或称弄胎、试胎）	假宫缩
激经	早孕点滴出血，不伴流产现象
胎漏	孕期出血，有先兆流产现象
正产	足月正常分娩
产难，横生逆产	难产，异常分娩
半产	早产

二、女性生殖系统

女性生殖系统包括内、外生殖器官及其相关组织与邻近器官。

（一）外生殖器官

女性外生殖器官又称外阴，是生殖器官的外露部分，指耻骨联合至会阴及两股内侧之间的组织，包括阴阜、大阴唇、小阴唇、阴蒂和阴道前庭。

（二）内生殖器官

女性内生殖器官包括阴道、子宫、输卵管及卵巢，后两者称为子宫附件。

1. 阴道

阴道是位于真骨盆下部中央的管道，为性交器官，以及月经血排出、胎儿娩出的通道。阴道壁由黏膜、肌层和外膜构成，有很多横纹皱襞，有较大伸展性。阴道黏膜呈淡红色，由复层鳞状上皮（复层扁平上皮）细胞覆盖，无腺体。幼女及绝经后妇女的阴道黏膜上皮较薄，皱襞少，伸展性小，容易受到创伤而感染。性成熟期女性阴道黏膜受性激素影响有周期性变化。

2. 子宫

子宫为一壁厚、腔小、以肌肉为主的器官。腔内覆盖的黏膜称子宫内膜，青春期后受性激素影响发生周期性改变并产生月经。性交后，子宫为精子通往输卵管的通道；孕期，子宫为胎儿生长发育的场所；分娩时，子宫收缩使胎儿及其附属物娩出。

子宫位于盆腔中央，在膀胱与直肠之间，下口连接阴道，两侧有输卵管和卵巢。子宫的正常位置呈轻度前倾前屈位，其位置的保持主要靠子宫韧带及骨盆底肌和筋膜的支撑作用。如果子宫的位置异常，子宫体弯曲向后，会导致直肠受压，引起月经血流不畅、腰骶部疼痛不适等症状。加强经期卫生保护，做好孕期、分娩期保健，进行适当的体育运动，能增强子宫周围韧带及盆底肌肉的支撑作用。如瑜伽、盆底康复等训练，有助于增强肌肉张力，提高身体素质，维持子宫在正常位置，并促使内分泌功能平衡。

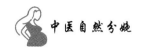

子宫的功能主要有以下两个方面。

一是主持月经。月经，又称月信、月事、月水。古人云："女子胞中之血每月一换，除旧生新……"（《血证论·男女异同论》）月经的产生，是脏腑气血作用于胞宫的结果。月经是女子生殖器官发育成熟后周期性子宫出血的生理现象。健康的女子，到了14岁左右，生殖器官会发育成熟，28天左右（加减7天）会进行周期性排血一次，在月经周期的第14天左右还要排卵一次，子宫发生周期性变化。月经开始来潮后，直到49岁左右才渐渐停止。

《黄帝内经》云："女子七岁，肾气盛，齿更发长。二七而天癸至，任脉通，太冲脉盛，月事以时下，故有子。"

女子有余之阴血受阳精则结子，未结子则盈满而溢，常以太阴月圆之时下泻，故称月事。孕结胞胎，则血育胎儿，月事乃止。

女子月事经痛，经血色黑结块者，乃阴凝之象，多难受孕。如乌云遮月，宫寒桂凋，玉兔不灵也。

月本无明，从太阳受光乃能照物，故阴中不可无阳。阴中无阳则成太阴腹满而痛食不下之病，女子则经痛、囊肿、肌瘤、情志不舒之征全显，而成男子之灾。

故为人腹中宜暖而不宜寒，常令暖如三春，则生气灵动，温柔而通情达理，一切乖戾暴虐阴凝不通之性皆化矣。

二是孕育胎儿。胞宫是女性孕产的器官。古人云："阴阳交媾，胎孕乃凝，所藏之处，名曰子宫。"（《景岳全书》）女子在生殖器官发育成熟后，月经应时来潮，便有受孕生殖的能力。此时，两性交媾，两精相合，就构成了胎孕。受孕之后，月经停止来潮，脏腑经络气血皆下注于冲任，到达胞宫以养胎。胎儿在胞宫内生长发育，10个月左右就从胞宫娩出。

3. 输卵管

输卵管为卵子与精子相遇的场所，也是向宫腔运送受精卵的管道。输卵管为一对细长而弯曲的管，位于子宫阔韧带的上缘内，内侧与宫角相连通，外端游离，与卵巢接近。输卵管伞部的长度不一，多为1~1.5cm，有"拾卵"作用。如果输卵管有炎症，则容易发生异位妊娠。

4. 卵巢

卵巢位于输卵管的后下方，为一对扁椭圆形的性腺，具有生殖和内分泌功能，能产生和排出卵细胞以及分泌性激素。卵巢内有数以万计的原始卵泡（又称始基卵泡）。青春期前卵巢不排卵，表面光滑；青春期开始后，卵巢开始排卵。

三、男性外生殖器

1. 阴茎

阴茎包括阴茎根、阴茎体及阴茎头。它由两条阴茎海绵体和一条尿道海绵体组成，外包筋膜和皮肤，是男性性交及排尿器官，有排尿和射精作用。

尿道口位于阴茎头内。在阴茎体与阴茎头之间是冠状沟。阴茎头、冠状沟与系带都充满神经末梢，因此对刺激较为敏感。非勃起状态下，阴茎约是 4cm，而有些人可能更长或更短些。有资料显示，大多数男性阴茎勃起时长为 10~14cm。男婴的包皮有的比较长，但是如果轻轻地后推，还是可以看到里面的阴茎的。这样的大多不需要手术，随着生长发育，包皮会逐渐缩短。但如果出现排尿困难、勃起时疼痛、性交障碍、感染等症状，则需要进行包皮切除手术。

2. 阴囊

阴茎的后面是阴囊，由松弛的皮肤和表浅肌膜组成一个袋子，内有两个睾丸。

睾丸会分泌睾酮，其是男性发育、性功能成熟、第二性征发育等必需的激素。此外，在睾丸内有生精小管，生精小管内的细胞从男性青春期起至死亡都可持续地产生精子。

睾丸通过精索与身体相连，精索内有血管，能使睾酮进入血液；同时还有输精管，能使精子由睾丸进入尿道。肛门位于阴囊后。

隐睾症是指婴儿出生后，一侧或双侧睾丸没有下降到阴囊内，而滞留在某一部位（如腹腔内）的一种病症。睾丸不能适应腹腔内的温度，会因过热而发生变性，甚至癌变。如果婴儿一岁时睾丸还没有正常地下降到阴囊内，就要及时进行手术纠正，否则会导致不育。

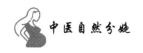

第二节 受 胎

受胎不仅要强调遗传的影响，更要关注怀孕之前的条件，包括精子、卵子的质量。怀孕之前，男女双方应戒烟、戒酒，保持充足睡眠、心情舒畅，保证身体健康。

一、年龄

优生首当提倡男女适龄生育。而今多数育龄男女饮食起居无节制，疏于锻炼，生活、工作压力大，导致男子精子活力低下、畸形率高，女子月经不调、月经量少，这些均不利于优生。因此，孕前3~6个月，男女双方应调整饮食作息、戒烟酒、加强锻炼。

《素问·上古天真论》曰："女子……三七，肾气平均，故真牙生而长极。四七，筋骨坚，发长极，身体盛壮……丈夫……三八，肾气平均，筋骨劲强，故真牙生而长极。四八，筋骨隆盛，肌肉壮满。"肾主生殖，故女子三七、四七之年，男子三八、四八之年均为肾气最充盛、最宜育子之时。《褚氏遗书》曰："合男女必当其年，男虽十六而精通，必三十而娶；女虽十四而天癸至，必二十而嫁，皆欲阴阳气完实而后交合，则交而孕，孕而育，育而为子，坚壮强寿。"现代医学认为年龄是影响生育的重要因素。男性最佳生育年龄在24~32岁，大于45岁易致胚胎染色体异常；女性最佳生育年龄在21~28岁，处于该年龄段生育的产妇及围产儿死亡率最低。父母低龄（≤20岁）或高龄（≥40岁）易导致早产和低体重儿的发生率升高。

二、天象

古人敬畏自然，受天人相应思想的影响，认为种子之时应避不吉的时辰或天象，否则生子不遂。《校注妇人良方》曰："若欲求子，交感之时，必天日晴朗，神思清爽，气血谐和，与天德福德相合。"在《玉房秘诀》中，"男女合阴阳"有"七忌"，若犯之则生子有癫狂、聋盲、喑哑、失神、忘误、不安及惊恐悲忧等疾。概括而言，日月晦朔、上下弦望、六丁之日，以及雷电风雨、阴阳晦暝、震天动地、日月无精光，这些均指天象异常，而此时不宜种子，恐致后代生疾。

古人上述论述虽缺乏一定的科学依据，但也是古人长期观察总结出来的智慧结晶。况且，也有现代研究表明，如太阳磁暴时会产生强烈的 X 射线，此时易使生殖细胞畸变的概率增加，可能会对生育有一定的影响。

三、时辰

古人认为，一日之中以夜半之后、天明之前，一月之中以阴历的初六、初七之后及二十之前，一年之中以阳春三月，适宜交合种子。孙思邈《备急千金要方·房中补益》曰："……择其王相日，及月宿在贵宿日，以生气时夜半后乃施泻，有子皆男，必寿而贤明高爵也。"近代文献并未对受孕时辰差别对后代的影响有过多论述，但有专家认为清晨精神饱满、情绪愉悦，有利于优生。

有专家认为，我国多数地区的女性，宜在夏末秋初受孕。首先，秋季，孕母感觉气候舒适，蔬果齐全，易调节食欲、补充营养。其次，若在风疹、流行性感冒等传染病高发的冬季达妊娠中期，则足月分娩时正是气候宜人的春季夏末，有利于新生儿对环境的适应。

四、人和

古人养生强调法于阴阳，和于术数，食饮有节，起居有常，不妄作劳；天道自然，顺势而为，妄作则凶。

房事时男女双方应保持精力充沛、轻松愉悦的状态，受精卵在神经体液的

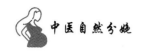

调节下可获得良好的发育条件。现代医学研究指出，性和谐不仅有助于生育，更有助于优生。《景岳全书·妇人规》曰："……及情思清宁，精神闲裕之况，则随行随止，不待择而人人可办，于斯得子，非惟少疾，而必且聪慧贤明……"人的身体是气血结合而成的，并不是钢铁打造，若在色欲上不加节制，可能开始时不觉得有害，但久而久之，日损月伤，必然一精一髓亏损，最终导致气血败坏，甚至死亡。因为人的气血，每六日才能走完身体的六处经脉（太一阳一、一阳一明、少一阳一、太一阴一、少一阴一、厥一阴一等六经），七日经脉尽通得到纾解，气血才完成通行一周。每行房一次，一经的气血即受损失，必须再等七日周行到此经时，才能复元。所以，《易经》所言"七日来复"，意思就是要人休养七日。但许多人还没到七日便又行房，导致气血一伤再伤，因而百病皆生。

关于性生活的频次固然没有一定之法，但应珍惜生命，不可妄作。俗话说："年过二十不宜连连，年过三十不宜天天，年过四十好像数钱，年过五十进庙拜山，年过六十只有过年。"意思是说，20岁时，以7日一次为准；30岁时，以14日一次为宜；40岁时，以28日一次为宜；50岁时，以45日一次为宜；到了60岁时，一精一髓血脉已不发生，此时应及早断除色欲，禁绝房事，不可再行房。以上限制日期，是专指春、秋二季。若是冬、夏二季，则因一者火气极热，发泄无余；一者水气极寒，闭藏极密，因此冬、夏二季，最好还是以断欲为主。如果能遵照以上的限制，可祛病延年；反之，不加节制，则可致多病减寿。

五、种子之时

所谓种子之时，就是在排卵期有正常的性行为。排卵一般发生在月经周期的中期，即月经结束后14天左右。排卵期时女性的雌激素分泌升高，在行为上表现为性欲旺盛，往往表现出对性行为的需求。

如果一个女性足够安静内观、细心体会，会感觉到某个时间下腹某一侧隐隐作痛，甚至能够感知排卵的时间。

在《医宗金鉴·妇科心法要诀》中有记载：

"男子聚精在寡欲，交接乘时不可失。须待氤蕴时候至，乐育难忍是真机。

"（注）聚精之道，惟在寡欲。交接女子，必乘其时，不可失之迟早。盖妇人一月经行一度之后，必有一日氤蕴之时，气蒸而热，如醉如痴，有欲交接不可忍之状，乃天然节候，是成胎生化之真机也。"

从生理的角度来看，月经周期被分为两个相对不同的阶段，即月经周期的开始和结束，且每个阶段都以其主要的激素为特征。从出血结束到排卵的第一个阶段被称为子宫内膜的增殖期，在此期间，子宫内膜在卵巢分泌的雌激素的影响下生长和增厚。这个阶段为子宫接受卵子或为受精卵的着床做准备。随后在卵巢排卵的几天时间里，如果卵子与精子结合受精，则会到子宫着床。排卵后，卵巢分泌雌激素的同时，也分泌孕激素，子宫内膜由原来的增殖期变为分泌期，此时子宫内膜达到最厚，同时子宫内膜的腺体分泌激素和多糖等营养物质，为受精卵的着床做好准备。如果卵子没有受精，10~14天后子宫内膜被排出，即形成月经，持续3~5天。

现代人普遍结婚晚，可能到了23岁还没有大学毕业，工作后又面临各种压力，以至于一直没时间结婚生子。青春短暂，我们应珍惜美好时光，在最好的年龄认识最好的爱人，生儿育女，共同创造美好的生活。

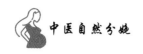

第三节　胎　教

中医胎教起源于西周时期，核心为外感内象理论，指出孕母通过良好的思、视、闻、言、行，可使后代性情美好。中医古籍中有关胎教的记载较早出现在《史记》中。《列女传·周室三母》亦有提及"及其有娠，目不视恶色，耳不听淫声，口不出傲言，能以教胎"，意思就是说有孕的人应该注意自己的言行，为腹中胎儿提供良好的孕育环境。胎教文化发展到宋代时，已形成了一套完整的胎教体系。目前，中医界认为陈自明所著的《妇人大全良方》中提到的胎教思想是对南宋以前胎教思想的高度总结，是中医胎教思想系统形成的标准，并且时至今日对现代的优生优育仍有一定的指导意义。

一、情绪与母胎健康

几千年前，中国传统医学已经认识到情感活动可以影响人体的脏腑气血功能。母亲和胎儿从某种角度上考虑是一脉相通的，换言之，母亲的负面情绪会影响胎儿，甚至影响胎儿的发育等。

禀赋形成于先天，与父母生殖之精和胎养密切相关，其强弱可影响子代体质、疾病的易感性和"生长壮老已"的生命轨迹。

现代研究证实，人的情绪可影响内分泌功能，即不良的情绪刺激可引起内分泌腺分泌某些有害物质，可能会通过胎盘被胎儿吸收，影响胎儿的发育。《素问·奇病论》曰："人生而有病颠疾者……此得之在母腹中时，其母有所大惊，气上而不下，精气并居，故令子发为颠疾也。"例如，大量的肾上腺皮质激素在细胞分化器官形成的孕早期易致胎儿唇裂和腭裂。另外有研究显示，强烈的持续时间长的情感会改变胎儿的正常生物学节律。所以，要想生育健康聪明又好带的宝宝，要从孕期就做好保健。

《竹林女科证治》曰："安闲宁静，即是胎教……盖气调则胎安，气逆则胎病，恼怒则痞塞不顺，肝气上冲则呕吐、衄血……欲生好子者，必须先养其气，气得其养，则生子性情和顺，有孝友之心，无乖戾之习。"成年后，诸多疾病如心脑血管疾病、糖尿病、肥胖症等，均可影响胎儿期重要器官的发育和出生体重，药物虽可控制病情，但往往难以治愈。这与《医源·先天后天说》中所说的"……所以降生之初，有清浊厚薄之不同，则有生以后，亦遂有强弱寿夭之不齐。此皆非药石所能治……"不谋而合。中医对优生有深刻的认识，具有一定的超前性和科学性。因此，现代社会仍需借鉴前人之智来指导实践，提高人们的优生能力。

总之，作为孕妇心情要舒畅，不可过分喜怒哀乐，保持平和，勿受惊吓。无乱服汤药，无过饮酒，临产尤忌。勿妄乱针灸，勿举重，勿登高涉险，心有大惊，子必癫疾，注意起居，避免房事。陈自明在继承前人经验的基础上，在《妇人大全良方·胎教门》中写道，"自妊娠之后，则须行坐端严，性情和悦，常处静室，多听美言，令人讲读诗书，陈礼说乐，耳不闻非言，目不观恶事，如此则生男女福寿敦厚，忠孝贤明"，并且要"调喜怒，寡嗜欲"。《妇科玉尺》曰："受胎后，不可看戏及鬼怪形象。最戒暴怒，口不可出恶言，手不可用鞭挞，盖怒伤气血，不能养胎，多有因此动胎者，即幸不动胎，怒气入胎，子生多痰，亦不可登高上梯，恐跌有损，亦不可伸手高处取物，恐伤胎而子鸣腹中。"保持健康、平和的情绪，"如此则生男女福寿敦厚，忠孝贤明"。

二、妊娠寡欲

中医经典著作都强调妊娠后要清心寡欲，并认为纵欲会导致流产、早产和胎儿受损。

《景岳全书》曰："妊娠之妇，大宜寡欲……凡胎元之强弱，产育之难易，及产后崩淋经脉之病，无不悉由乎此。其为故也，盖以胎神巩固之日，极宜保护宫城，使不知慎而多动欲火，盗泄阴精，则藩篱由不固而伤，血气由不聚而

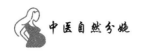

乱，子女由元亏而夭，而阴分之病亦无不由此而百出矣。此妇人之最宜慎者，知者不可不察。"

中医认为孕后应慎戒房事，以免损伤冲任胞宫。《竹林女科证治》曰："保胎以绝欲为第一要策……若不知谨戒而触犯房事，三月以前多犯暗产，三月以后，常致胎动小产……"孕期性行为若不注意卫生、力度，易诱发感染及宫缩，引起早产、流产及胎死宫内，故孕早期、孕晚期尤其不宜同房。

《宜麟策》曰："盖胎云始肇，一月如珠露，二月如桃花，三月四月而后血脉形体具，五月六月而后筋骨毛发生。方其初受，亦不过一滴之玄津耳。此其橐籥正无依，根荄尚无地，巩之则固，决之则流。故凡受胎之后，极宜节欲，以防泛溢。"妊娠头3个月和最后3个月要慎重对待性行为。妊娠中期可适当有性行为，但要注意动作轻柔，防止动伤胎气。产后一般3个月后可恢复性行为，但要注意避孕。

三、孕期用药宜忌

中医主张孕期疗病应谨慎用药，勿伤元气，治病遵循"中病即止""治病与安胎并举""衰其大半而止"的原则。孕后凡功效为峻猛、滑利、祛瘀、破血、耗气及一切有毒的药品，都应慎用或禁用。《景岳全书》中对此也有相关记载："蚖斑水蛭及虻虫，乌头附子配天雄，野葛水银并巴豆，牛膝薏苡与蜈蚣，棱莪代赭芫花麝，大戟蛇蜕黄雌雄，牙硝芒硝牡丹桂，槐花牵牛皂角同，半夏南星与通草，瞿麦干姜桃仁通，硇砂干漆蟹甲爪，地胆茅根莫用好。"《育婴家秘·十三科》曰："妊妇有疾，不可妄投药饵。必在医者审度病势之轻重，药性之上下，处以中庸，不必多品。视其病势已衰，药宜便止，则病去于母，而子亦无殒矣。"

受孕后3~8周，为胚胎发育的最重要时期，胎儿所有重要的外部和内部结构都在此时开始发育，组织娇嫩、敏感，极容易受内外环境因素的影响及损害从而导致严重的肢体与内脏畸形，故孕期用药极须谨慎。

现代研究表明，药物对胎儿的影响包括药物作用于母体直接影响胎儿或作用于胎盘间接影响胎儿。胚胎对药物的敏感性较高，处于不同发育阶段的胚胎，各器官功能对药物的吸收、分布、代谢及解毒功能和反应均在不断完善中，为此孕妇须注意寒温饮食，避免生病，即使得病也应视病情减少药物的用量，且"中病即止"，切不可多服久用。

受精后17天内，细胞具有潜在的多向性，胎儿胎盘循环尚未建立，此期用药对胚胎的影响是"全"或"无"。"全"是指药物损害全部或部分胚胎细胞，致使胚胎早期死亡；"无"是指药物对胚胎不损害或损害少量细胞，因细胞有潜在的多向性，可以补偿或修复损害的细胞，使胚胎仍可继续正常发育，不引起异常。

早期的胚胎如果受损会全部死亡而不是残疾，这称为"全或无现象"。敬畏自然，珍惜生命，遵从自然选择是适当的做法，也避免孕妇遗留心理阴影。

四、孕期摄养调理

（一）总则

妊娠期饮食调养应以清淡为宜。既要有营养，又要无碍于消化，否则脾胃不和，荣卫虚怯，子必羸瘦。体虚者要给予温补，否则肾气不足，子必解颅，子女禀赋不足，易患先天疾患。传统医学在孕期营养方面和现代营养学观点是一致的，强调多吃五谷杂粮，平衡饮食，适量补充蛋白，避免吃大鱼大肉、过于油腻的食物。例如，吃过于精细的米面会导致营养的缺失，应吃小米和豆类及全麦食品等。

在《黄帝内经·脏气法时论》中有明确记载："……五谷为养，五果为助，五畜为益，五菜为充，气味合而服之，以补益精气。"五谷、五果、五畜和五菜也分别对应了我们所说的谷物、水果、肉类和蔬菜。

陈自明提出"阴阳平均，气质圆备"，否则"气形之病有如此者"，"附赘垂疣，骈拇枝指，侏儒跛蹩……瘦瘠疲癃"，强调了孕妇的身体健康是保证胎儿健康发育的重要条件之一。另外，陈氏还提出孕期宜"其羹牛羊，和茱萸，调以五味，是谓养气……无大饥，无甚饱，无食干燥，无自炙热，无大劳倦"，强调孕妇的饮食应富有营养且易消化，以满足胎儿生长发育之需求。将胎儿的营养与母体的营养作为一个整体来考虑，认为只有母亲营养充分合理才能保证胎儿

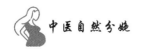

营养，即可通过调节孕妇饮食，来保证胎儿发育正常。

另外，注意晒太阳。现代高楼林立的城市环境增加了人们的心理负担，也在一定程度上隔绝了人与自然的亲密联系，而孕期多晒太阳有利于孕妇的骨骼健康和胎儿的骨骼发育，因此我们要注意每天与阳光接触，接受自然的馈赠。

（二）禁忌

《保产要录》中记载："受胎后，不宜食牛、羊、犬等肉，并蟹、鳖、乌鱼、无鳞鱼、胡椒、姜、蒜及辛辣之物。受胎后，不可看戏及鬼怪形象。最戒暴怒，口不可出恶言，手不可用鞭挞，盖怒伤气血，不能养胎，多有因此动胎者，即幸不动胎，怒气入胎，子生多痰，亦不可登高上梯，恐跌有损，亦不可伸手高处取物，恐伤胎而子鸣腹中，子鸣亦有法，但令鞠躬片时自安。受胎三五个月后，常要紧束其身，勿令胎放，或六七个月，或七八个月，胎忽乱动，三两日间，或痛或止，或有水下，但腰不甚痛，脉未离经，名曰弄胎。又有临产一月前，忽然腰痛，却又不产，此是转胎，名曰试月，胎水有无俱不妨，但直身坐卧行立，不可惊扰逼迫以致误事，二者俱非正产，必因曲身触犯致此。"

《诸病源候论·妇人妊娠诸病上》认为，在孕早期，也就是怀孕第一个月胎儿雏形形成的时候，要"饮食精熟，酸美受御，宜食大麦，无食腥辛之物"。

胎儿进入全面生长发育的第四个月开始，胎儿成其血脉，"其食宜稻秔，其羹宜鱼雁"。

到第五个月胎儿成其气，"其食宜稻麦，其羹宜牛羊"。

到第六个月胎儿成其筋骨之时，"宜食鸷鸟猛兽之肉"。

在《济生集·胎教》中还有记载："……腰腹渐粗，饮食不宜过饱，茶汤更须节省，大热大凉总非所宜，犬、羊、蟹、鳖、鳗、鳝等，一切有毒之物，固宜切禁……"

（三）常见营养补充

1. 补充蛋白质

很多人认为谷类是用于饱腹的，属碳水食物，所含蛋白质不足，而鱼、蛋、奶才是最好的蛋白质来源。小米不如牛奶，也成为现代人常讨论的话题。抛开其中可能潜藏的商业竞争不谈，单纯从营养学角度来看，小米所含的蛋白质高达12%，黑豆所含的蛋白质也高达36%，而牛奶则不超过5%。

黄豆原产于我国。早在商代，我国就已开始栽培黄豆。从西周至秦汉时期，黄豆主要在黄河流域一带种植，许多古籍中曾称黄豆为"菽"。《诗经》中就有"中原有菽，庶民采之"的记载。黄豆是粮油兼用作物，蛋白质含量高达35%，而且是符合人体需要的完全蛋白，更易被人体吸收。它与动物肉相比，不含有胆固醇，含有植物固醇，对心脑血管有益。消化整粒的黄豆，蛋白质吸收率只有65%，但将黄豆打成豆浆或做成豆腐，蛋白质吸收率就能提高到80%。经过发酵的豆类和豆制品还含有人体无法自行生成的维生素B_{12}，比如豆豉、臭豆腐、豆瓣酱等。素食者每天吃足够的黄豆或者黄豆制品，身体就不会缺乏蛋白质。

2. 补钙

电视中的很多广告都在强调补钙的重要性。然而，钙真的可以补吗？

首先，我们要了解钙是什么。钙是一种金属元素，是组成动物骨骼的主要成分，属于矿物质。钙在一定状态下可以被合成骨髓的一部分，也可以被分解。骨为肾气所生，钙为骨的物质形态的一部分，也就是说肾气的虚实决定了骨的坚脆，以及骨髓含钙量的多少。

钙是由身体合成的，而不是被特殊补充的。钙含量的多少并不取决于吃了多少含钙物质，而在于身体吸收了多少钙，以及肾气的虚实。

简而言之，要想从食物中获得钙，谷类、蔬菜都是良好的来源。同时，要多晒太阳，坚持运动，正常起居，使阳气充足、肾气足，这样自然就不会缺钙了。

3. 补充叶酸

什么是叶酸？它是一种水溶性维生素，也称为维生素B_9。天然叶酸广泛存在于动植物食品中，尤其是在酵母、肝脏和绿叶蔬菜中。女性在怀孕期间需要补充足够的叶酸，孕妇对叶酸的需求是正常人的4倍，因此鼓励孕妇孕前3个月就开始补充叶酸，每天0.4mg，可持续整个孕期。

食物中也含有丰富的叶酸。多吃丰富多样、新鲜的食物可满足人体需要。例如，一般情况下，一杯菠菜汁含有263μg的叶酸，可满足人体每天65%的叶

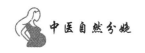

酸需求。此外，菠菜还含有类胡萝卜素、维生素C、维生素K和各种矿物质，对人体非常有益。芦笋是整个蔬菜王国中叶酸含量最高的、最有营养的食物之一。西蓝花、秋葵、花椰菜和许多水果也含有叶酸，其中柑橘类水果的叶酸含量较高。叶酸含量高的豆类包括扁豆、绿豆和芸豆等。一小碗任何种类的小扁豆都可以满足人体每天的叶酸需要。南瓜、芝麻、葵花子和亚麻子也可以作为叶酸来源，其中葵花子和亚麻子的叶酸含量极高，一杯葵花子可以提供82μg的叶酸，约占人体所需叶酸的20%。

4. 补充铁剂

孕期对铁的需求量增加。自孕期7个月起，孕妇被建议服用预防剂量的铁剂，如硫酸亚铁片。同叶酸类似，很多食物中也含有大量的铁剂，比如木耳、花生、动物瘦肉、肝脏等。蔬菜含有丰富的维生素，有利于铁的吸收。

五、孕期运动

孕期适当地运动有利于气血流通，保障胎儿正常发育，也能使孕妇更舒适、安全。古籍中强调，孕妇性宜静而不宜躁，体宜动而不宜逸，味宜凉而不宜热，食宜暖而不宜寒，毋久立久坐，毋久行久卧，内远七情，外避六淫。陈自明在《妇人大全良方·妊娠门》中阐述了逐月养胎法："妊娠七月，始受水精，以成骨。劳身摇肢，无使定止，动作屈伸，以运血气。自此后，居处必燥，饮食避寒，常食粳稻，以密腠理，是谓养骨而坚齿。"传统中医不提倡孕期的性行为，这和现代医学有所不同，读者自辨。本书所列的孕期运动方式比较温和，可适用于各个孕周，并无特殊禁忌，但也请孕妇按照自身情况调节。

（一）孕期运动的作用

1. 有助于保持正常体重，增加舒适感，减轻孕妇不适症状

适当的运动可以促进身体各部位处于最佳功能状态，还可以减轻怀孕时的背痛、下肢水肿、静脉曲张，以及减轻怀孕引起的心理压力。孕妇孕前体重及孕期增加的体重与胎儿出生体重密切相关。妊娠期间孕妇体重平均可增加12.5kg。在妊娠期，13周以前孕妇体重一般无明显变化，之后每周平均可增加

350g。如果体重每周增加超过500g，就要注意有无隐性水肿。

2. 帮助顺利分娩

在分娩期间适当的运动可帮助产妇放松，缓解疼痛及不适感。这是因为身体及骨盆的规律摇动，可以增加骨盆的活动度，能让骨盆放松及减缓背部疼痛和不适感。坐在分娩球上，可以转移身体的重量，让身体觉得轻盈，并可以提供会阴部较好的支撑力量。反复练习可以训练骨盆肌肉群，活化大腿内侧肌肉群，从而帮助分娩顺利进行。

3. 有助于产后恢复

适当的运动可以促进产妇产后恢复。

（二）安全措施

1. 适应证

有阴道分娩指征，经产妇同意，评估无禁忌证时可进行适当的运动。

2. 禁忌证

（1）产妇因素：患有高血压、癫痫、心脏病等，以及有妊娠并发症包括前置胎盘、胎盘早剥、多胎妊娠、早产、不稳定的胎位（如胎头高浮）等；产妇行走困难，或医生要求卧床休息。

（2）胎儿因素：胎心异常，需要保胎。

（3）硬膜外分娩镇痛，麻醉师评估认为不能自由体位活动者。

3. 注意事项

（1）饭后2小时才可开始运动，避免饱食和饥饿。

（2）摄取足够的水分，即运动前、运动时及运动后要记得喝水。

（3）穿着舒适及宽松的服装。

（4）保证环境安全，温度在26℃左右为宜，避免声光刺激，有条件的可选有木质地板的运动场所或使用地毯减轻冲击。

（5）认真感受身体的反应，如果觉得累或眩晕，或有其他不适，应停止运动并休息。一般情况下，以运动后还可说出来完整的一句话为判断标准。不能

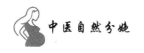

运动过量，从而导致出现上气不接下气的情况，还需注意不能过度疲劳。

（6）禁止使用复杂的姿势和运动方式。因怀孕时结缔组织松弛，应避免太复杂的动作，如过度伸展、扭转、弯曲腰部、挤压腹部及跳跃等动作，还应避免直接接触性运动，如拳击、击剑、投掷标枪等。

（三）运动方式

孕期可进行各种适合的运动，如散步、爬山、游泳均可。这里推荐几种简单的居家锻炼方式。

1. 呼吸训练

古语有云：呼吸入脐，寿与天齐；呼吸至踵，天地交接；呼吸入腰，百病皆消。

呼吸分为外呼吸和内呼吸。外呼吸就是把氧气吸进体内，从鼻腔到气管，再到肺部，完成气体交换后，从肺部到气管再到鼻腔把二氧化碳等废气呼出来。

那么内呼吸呢？内呼吸就是把肺部吸进来的氧气与脾胃产生的水谷精微混合为血液，一起输送到心脏，然后由心脏将血液输送到人体各个功能器官乃至每个细胞，让人体吸收到所需要的营养物质，再然后由静脉把人体代谢出来的废气运送到肺部，并由鼻腔排出废气，由尿道排出废水，由肠道排出废渣。

我们大部分人都不懂得真正的呼吸，而真正的呼吸就是把外呼吸转变为内呼吸。身体健康的人把外呼吸转变为内呼吸的转化率很高，身体不健康的人则转化率很低。那么怎么做到转化率高呢？就是要认真地呼吸、有意识地呼吸，而不是漫不经心地呼吸、不以为然地呼吸。慢慢地吸气，慢慢地吐气，让每一次吸气饱满，吐气干净彻底，发挥肺部最大功能，这样才能提高转化率。

系统的呼吸训练方法能有效地让产妇在分娩时将注意力集中在对自己呼吸的控制上，并且能根据宫缩的强度、频率和持续时间主动调整呼吸频率和节律，从而缓解分娩疼痛和精神紧张，增强产妇的自我控制能力，以良好的状态应对分娩的过程，从而促进自然分娩的成功。呼吸训练能使产妇大脑产生一个新的注意中心，减少临产时子宫收缩引起的不适，从而帮助产妇度过生产过程中最困难的阶段。有节奏地控制呼吸也保证了产妇有充足的血氧供应，从而维持良好的生理状态，保障胎儿及新生儿的安全。

呼吸的训练方法千变万化，不变的宗旨就是深，慢，心气平和，得气。气足则精足，精足则神足，精、气、神充足了，人才会保持健康状态。孕妇要承担胎儿的全部营养能量供应，所以要发挥各系统功能的最大潜力，而呼吸是保证全部功能正常的基础。因此，从现在开始，认真对待每一次呼吸，每天至少练习呼吸半小时。

最简单的呼吸训练方法是打坐。打坐是保持身体姿势处于正常状态的基础动作（见图2-1）。

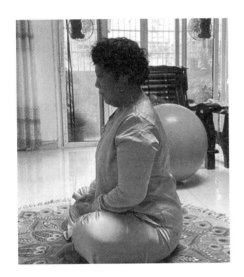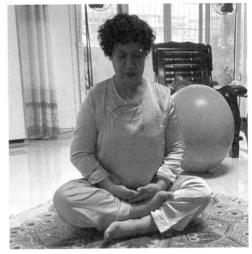

图2-1　打坐

坐如钟，让坐骨坐在椅子上（检查一下，尾骨不要被压到），也可以在地上盘坐。

"虚领顶劲"，双肩自然下垂。检视一下，颈部拉伸，没有颈部横纹。

进行深、慢、超过5秒的吸气。吸气时感觉头顶向上牵引，脊柱慢慢拉伸，肺部向后尽力扩张，腹部肌肉保持张力不过度外突，感受气体从头顶慢慢浸润到全身，逐渐充满每一个细胞。

吐气绵长，腹部肌肉向后尽力接近脊柱。孕周比较大的孕妇可以感觉到腹部肌肉抱紧子宫，感觉似有气体从头顶缓缓排出。

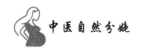

呼气和吸气之间盆底均收紧，三阴上提。

训练时，最好找一首轻缓的音乐配合，这样会让呼吸更轻松。

初学者会感觉比较枯燥，容易走神，可以配合简单的动作辅助完成。例如配合上肢的运动开合动作，一般上升的时候吸气，下落时吐气。

打坐适合任何人、任何情况、任何孕周，无特殊禁忌，如感到任何不适可随时停止。

呼吸是所有运动的基础。打坐可以说是练习呼吸和让心情平静的最简单、易行的方法。

总而言之，要认真地呼吸，找到内心的平静、和谐。孕妇健康，宝宝才会健康。

2. 跪坐（金刚坐）

双膝跪坐，足背平展，"虚领顶劲"，目视前方，上身垂直，腰部、小腹部肌肉收紧，坐骨向后，命门后撑，端坐于足跟，双手平放于大腿上，自然呼吸，鼻吸鼻呼，口唇轻闭。同打坐，呼吸之间盆底均收紧，三阴上提（见图2-2）。

本体位有助于保持子宫于中立位，避免因子宫压迫而导致的不适。这样可以给子宫更大的空间，有助于胎儿转正胎位，还可以改善腿下肢的血液循环，改善腰腿疼、下肢抽筋等症状。

在分娩时，这个体位有利于胎儿下降，坐骨结节间径增宽，避免腰骶部受压，有利于胎儿娩出。

本体式适合任何孕期，产后也可作为恢复训练。本体式没有特殊禁忌，孕妇如感觉身体有任何不适可随时停止。

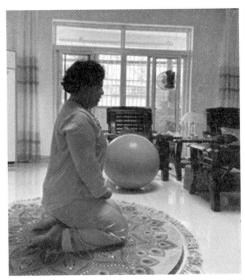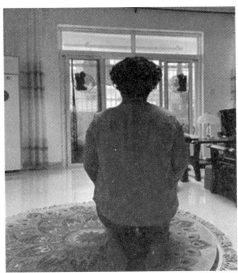

图 2-2　跪坐（金刚坐）

3. 猫牛式

取跪位，双膝着地，双手支撑。吸气时头顶向前上方向牵引，同时耻骨上提，骶骨向后上拉伸，充分拉伸脊柱；呼气时脊柱向上拱起，低头，眼睛看向肚脐（见图 2-3）。

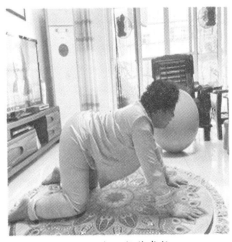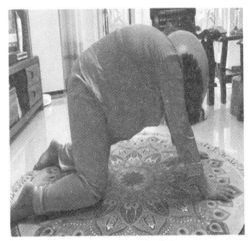

吸气，拉伸脊柱　　　　　　　　　　　呼气，向上拱起脊柱

图 2-3　猫牛式

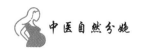

该体式能够避免增大的子宫压迫孕妇的大血管，改善胎儿胎盘循环。对于缓解腰背部不适、下肢静脉曲张、下肢肿胀，甚至痔疮、外阴静脉曲张都有很好的效果。

该体式在分娩的过程中可以帮助胎儿旋转下降，有助于减轻宫颈水肿，纠正枕后位。

该体式能改善胎儿血运情况，有助于保持胎心的稳定，所以也称为万能的趴位。该体式适合于任何孕期，建议孕妇在孕期多练习，产后也可作为恢复训练。

4. 深蹲

孕期35周以后可增加深蹲练习。注意胎儿臀位或横位的孕妇不宜深蹲。

马步深蹲，背部垂直于地面，可贴墙保持稳定；吸气，慢慢下蹲，膝盖不超过足尖，保持稳定，做3个呼吸；呼气，身体慢慢上升。深蹲10次左右为一组，可根据自身情况调整（见图2-4）。

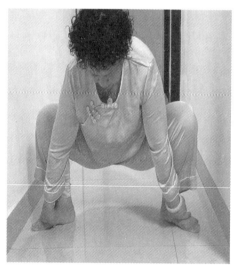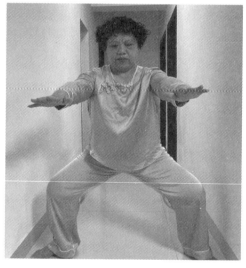

图2-4　深蹲

深蹲可促进胎儿入盆，可增强骨盆底肌肉力量，能有效地预防产后尿失禁等问题。深蹲时可增大骨盆径线，有利于胎儿下降娩出。

怀孕期间孕激素水平增高，松弛素分泌增加，使关节变得更松弛，也使耻骨联合之间的韧带更松弛。这样的变化有利于骨盆增大，是为了分娩做准备，使胎儿容易娩出，但同时又会导致疼痛。

有耻骨联合疼痛的孕妇，可以尝试缓慢下蹲练习。越疼越要锻炼，因为增加肌肉力量才能减轻疼痛。

疼痛严重者可以从打坐开始，先把姿势调整正确。建议孕妇贴墙慢慢地站正，再缓慢地下蹲，肌肉拉紧，慢慢地会感觉到耻骨不疼了。可坚持在这个位置保持3个呼吸，再缓缓地起立。也可试用猫牛式。

其他部位的酸痛或不适、腿抽筋、下肢水肿等，都可以通过上述体式得到缓解。改善血液循环，保持关节在正确的位置是减轻不适的关键所在。

耻骨联合疼痛的孕妇在分娩的时候倡导自由体位（推荐侧卧和手膝俯卧位）分娩，不要平卧和处截石位（两腿抬高放在架子上），不要过度地屏气用力，不然会加重分离并增加疼痛，更有可能损伤韧带和神经。

5. 臀位纠正

孕期31周前胎位还不确定，往往不需要纠正。

坚持走路、打坐、跪坐、猫牛式训练都有利于胎儿转位。

孕期34周时，如果胎儿还没有转成头位，可取跪趴臀高体位，类似于猫牛式，但臀部抬高（见图2-5），或者做瑜伽下犬式（见图2-6）。听音乐放松，对纠正胎位也有一定的效果。中医艾灸至阴穴也有助于增加胎动，促进转位。必要时，可在B超监护下行外倒转术。

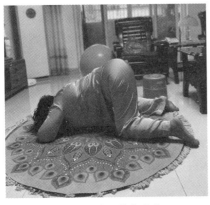
图2-5 跪趴臀高体位

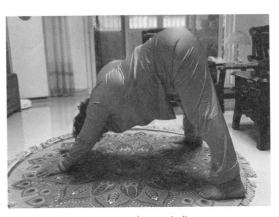
图2-6 瑜伽下犬式

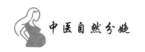

6. 分娩球

分娩球也叫生产球，源于瑞士球。瑞士球创始于1963年，是意大利塑料制造商人生产的一种治疗球，广泛地运用于世界各个医院、诊所及学校等。

孕期检查正常的孕妇都可选择分娩球帮助自己进行运动。不同身高应使用不同直径的分娩球。

建议身高160cm以下的孕妇使用直径55~65cm的分娩球，身高160~170cm的孕妇用直径65~75cm的分娩球，身高170cm以上的孕妇用直径75~85cm的分娩球。

（1）使用方法：在地上铺上干净的垫子，以避免分娩球直接接触尖锐物品或粗糙地面而被戳破，从而造成不良后果。若暂时不使用分娩球，则不要将球放置于地面上，可以用带子将球吊起来或在架子上存放，避免其被戳破。存放分娩球时，不要置于太阳直接照射或温度大于80℃的地方；清洁时，一般用杀菌剂擦拭。

（2）正确的坐姿：坐在分娩球的前三分之二左右位置，身体重心垂直于地面，身体与大腿保持垂直，大腿与小腿保持垂直，双足有力地接触地面（见图2-7）。此时，旁边应有陪伴人员辅助以防止孕妇摔倒，每次练习15~20分钟。

另外，利用分娩球支撑手膝俯卧体位，可缓解腰部不适感（见图2-8）。

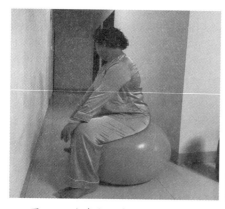

图2-7　坐在分娩球上的正确姿势

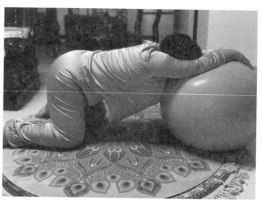

图2-8　利用分娩球支撑手膝俯卧体位

第四节 养 胎

妊娠、孕育过程是生理过程。产妇机体通过适应性反应能够保持生理机能的正常运行，但也会有一些不相适应的症状和疾病，故需要采取有效的方法应对。中医在处理孕产不适方面有独到之法，需要我们继承与发扬。

一、早孕养胎

（一）妊娠生理

1. 受精着床

新生命开始于受精，即卵子与精子在输卵管壶腹部相遇并结合，最终受精。这一时刻几乎决定了是男孩还是女孩；是正常的胚胎还是异常的胚胎，如先天畸形、基因异常、染色体异常、葡萄胎等。因此，黑市上卖的所谓的可转变胎儿性别的"药"都是骗人的，切不可信。

受精完成后，受精卵借助输卵管的收缩蠕动作用在输卵管内缓慢移动，一边进行细胞分裂发育，一边向宫腔方向移动。在受精的第4天左右，形成囊胚到达子宫腔，并在子宫腔的黏膜（土地）内着床（种植生根），然后慢慢在子宫腔内生长，最终发育形成胎儿。

2. 验孕法

现代人们都是通过查激素验孕。在我国古代中医理论中，也有相关验方，可供参考。

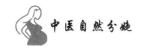

《产鉴·妊娠》曰：

"妊娠一月之时，足厥脉养之，二月足少阳，三月手少阴，四月手少阳，五月足太阴，六月足阳明，七月手太阴，八月手阳明，九月足少阴，十月足太阳。

"验胎散：经脉不行已经三月者，更看尺脉不止，则是胎也。川芎为末，每服一钱，空心艾叶煎汤调下，觉腹内微动则有胎也。若服后一日不动，非胎，必是经滞。

"艾醋汤：如过月难明有无，如月数未足难明。好醋炆艾，服半盏后，腹中翻大痛是有孕，不为痛定无。"

（二）病症管理

1. 早孕点滴出血

正常的妊娠也可能会有点滴出血（受精卵着床过程可能会破坏子宫内膜），不要盲目吃药。因为着床过程中，囊胚的表面必须发育出滋养细胞，而滋养细胞会分泌出化学物质来溶解破坏子宫内膜、血管，然后才能把自己"种植"在子宫内膜中，并构建胎盘循环。这个破坏内膜的过程会产生点滴的出血或粉色、褐色的分泌物，这往往会导致很多孕妇惶恐不安。尤其是在当前社会环境中，人为的紧张不安，常常导致产科门诊就诊人数众多，保胎的需求也激增。某项调查显示，某市需要保胎的人数4年来增长了60%，而保胎人数更是10年来涨了6倍。抽血查孕酮—医生告知孕酮偏低—吃药、打针补黄体酮保胎，这已经成了产科常见的流程，而其危害性也少有人认真统计过。应用黄体酮防治流产，曾是世界范围内的普遍做法，但是随着医学研究的进步，医学界对流产的认识有了变化，对黄体酮防治流产的看法也有所改变。

（1）处理方案：①观察等待，没有腹痛者不需要特殊处理，也不需要卧床休息和服药。②有腹痛不适、出血较多者，要及时就诊，结合B超排除异位妊娠（宫外孕）。③有腹痛、流血多者，在排除异位妊娠后，可服中药治疗。具体请咨询医师。

（2）中医证治：中医称这种现象为激经或胎漏。《医宗金鉴》卷四十六中详细地描述了这种现象：

"妊娠经来名激经，胎漏下血腹不疼。若是伤胎腹必痛，尿血漏血要分明。

"（注）妇人受孕之后，仍复行经者，名曰激经，为血有余。若孕妇无故下血，或下黄汁豆汁，而腹不痛者，谓之胎漏。若其胎已伤而下血者，其腹必疼。孕妇又有尿血一证，腹亦不痛，然与胎漏之证又不同。盖尿血出于溺孔，漏血出自人门，三者俱下血，而各不同治者，不可不详辨也。"

治激经胎漏尿血证，可用阿胶汤、黄芪汤、银苎酒、加味四物汤。

另外，在《医宗金鉴》中还载曰：

"激经无病不须治，子大能食经自停。胎漏下血多因热，四物阿胶栀侧芩。或下黄汁豆汁样，黄芪糯米苎根银，若是尿血膀胱热，四物血余共茅根。

"（注）激经无他证相兼者，不须用药，其胎壮子大能食其血，而经自停。若胎漏下血，多属血热，宜阿胶汤清之。其方即四汤加阿胶、黑栀、侧柏叶、黄芩也。或漏下黄汁，或如豆汁甚多者，其胎干枯，必倚而堕，宜用黄芪汤，即黄芪二两，糯米一合煎服。或银苎酒，即苎麻根、纹银，煎酒服。若尿血，则是膀胱血热，宜四物汤加血余、白茅根以凉之。"

2. 孕期感冒

孕期得了感冒可以用姜茶应对，保持心情放松很重要，睡眠也是良药。若有鼻塞、头痛症状，可持续喝姜水，然后躲到被子里。

需要注意的是，孕妇不建议服用乙酰氨基酚、布洛芬等西药退烧，不可服用含不明成分的复方药物（有的药物会使动脉导管关闭导致死胎）。

3. 孕期腹泻、尿痛

可试用黄连素、三金片，对胎儿影响较小。

4. 孕期咳嗽

中医治子嗽证，可用枳桔二陈汤、桔梗汤。

《医宗金鉴》曰：

"妊娠咳嗽名子嗽，阴虚痰饮感风寒，痰饮二陈加枳桔，风寒桔梗汤可安。紫苏桔梗麻桑杏，赤苓天冬合贝前，久嗽阴虚宜清润，麦味地黄汤自痊。

"（注）妊娠咳嗽，谓之子嗽，嗽久每致伤胎。有阴虚火动，痰饮上逆，有感冒风寒之不同。因痰饮者，用二陈汤加枳壳、桔梗治之；因感冒风寒者，用桔梗汤，即紫苏叶、桔梗、麻黄、桑白皮、杏仁、赤茯苓、天冬、百合、川

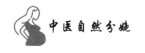

贝母、前胡也。若久嗽，属阴虚，宜滋阴润肺，以清润之，用麦味地黄汤治之。"

5. 恶阻证治

《医宗金鉴》曰:

"胎气阻逆惟呕吐，无他兼证保生汤，砂术香附乌陈草，量加参枳引生姜。

"（注）恶阻，有因胎气阻逆者，乃受胎后胞门闭塞，脏气内阻，挟胎气上逆于胃，故令恶心呕吐也。若平素胃虚所致，虽无痰饮，寒热相兼，而亦有恶阻证者，宜用保生汤，即砂仁、白术、香附、乌药、陈皮、甘草也。引用生姜者，以止其呕也。若气弱者，量加人参；气实者，量加枳壳。"

（三）孕期检查

1. 国家免费孕检项目

世界卫生组织等权威机构研究报告显示，4次标准产检与更多次产检相比，母婴结果并没有太多的差别。对于身体健康的孕妇，建议适当简化检查流程。我国现推出5次标准产检，具体情况以当地要求为准（见表2-2）。（本建议仅供参考，孕妇有任何不适应随时就诊）

表2-2　国家免费孕产期检查方案

孕周	常规检查及保健项目	备查项目（必要时）	健康教育
第1次检查（12周~15周）	血压、身体质量指数、营养评估、血常规、尿常规	常规妇科检查（孕前3个月未做者）、HIV（艾滋病病毒）筛查	孕早期保健知识、孕期饮食营养指导、中医孕产保健知识
第2次检查（16~20周）	血压、身体质量指数、血常规、尿常规、胎心音、宫高及腹围测量	染色体检查（高危人群）	营养和生活方式咨询、呼吸训练和瑜伽课、妊娠期常见不适症状管理、母乳喂养知识、中医孕产保健知识
第3次检查（21~24周）	血压、身体质量指数、血常规、尿常规、胎心音、宫高及腹围测量、75g葡萄糖耐量筛查	B超	

续表

孕周	常规检查及保健项目	备查项目（必要时）	健康教育
第4次检查（25~36周）	血压、呼吸、脉搏、体重及增长速率、宫高及腹围测量、胎心音、胎方位、血常规、尿常规	抗D滴度复查（Rh阴性者）、子宫颈阴道分泌物胎儿纤维连接蛋白检测（子宫颈长度为20~30mm者为早产高危者）	妊娠期糖尿病专项知识、呼吸训练和瑜伽课、早产及预防咨询、评估胎位（如果为臀位，则从34周开始体位纠正）
第5次检查（37~41周）	血压、呼吸、脉搏、体重及增长速率、宫高及腹围测量、胎心音、胎方位、产科超声检查、无应激试验（NST）检查、血常规、尿常规	子宫颈检查（Bishop评分）；再次评估预产期，讨论是否人工催生或自然方法促进发动	自然分娩夫妻课堂、母乳喂养知识、育儿模拟课
产后一周	恶露情况，查体	伤口护理、特殊指导母乳喂养	母乳喂养指导手册、网络课程
产后42天	常规查体	盆底功能检查	产后康复体操、避孕指导

2．孕期身体健康评估

健康是身体生理、心理功能的协调平衡状态。现代很多人可能因为过多地依赖医院仪器检查而忽视了自我的感知。希望下列几种简单的评估方法能够帮助孕妇了解自身健康状况，得分为10分表明孕妇孕期整体健康状况良好，得分低于6分表明孕妇需多加关注自身健康状况，如有不适，应及时就医（见表2-3）。

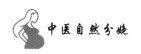

<h2 style="text-align:center">表2-3 孕期整体健康简易评估表</h2>

评估项目	完全符合（1分）	部分符合（0.5分）	不符合（0分）	评分
呼吸心率	平稳，快步走路200米不气促，能够正常讲话	快步走路200米有气促，能讲话，无心慌	走路气促心慌，不能快步走	
饮食	平衡饮食，多食五谷杂粮、蔬菜，少食鱼肉蛋奶	杂食类，偏爱吃肉鱼蛋奶，少吃蔬菜	偏食，少吃蔬菜，吃很多补品	
皮肤	手足温暖，头面部不凉不热、不干不燥	手足冷，有湿疹或斑点	有溃疡、感染、红肿	
大小便	大便每天一次或以上，排便顺利	两天或更多天一次，排便不顺畅	便秘或腹泻	
精神与睡眠	自然入睡和自然醒，醒来很愉快	每周都有一两天睡不好	每周大于3天都睡不好，感觉疲乏	
运动能力	能够顺利完成坐、跪、站立、走路200米，无困难	有一定困难，但无疼痛	有很大困难，活动能力差，有疼痛	
体重	正常范围（增加10~12kg）	超过12kg或过轻	超重或消瘦	
家庭、社会环境	和谐，相互照顾，经济稳定	有时会吵架，收入满足生活	有较大矛盾，生存有困难	
胎动	正常，保持自己的规律	突然减少，比原来的规律下降一半以上	消失十几个小时以上	
家人对自然分娩的态度	非常支持	不太支持，比较担心安全问题	不支持	

二、中孕养胎

（一）妊娠生理

1. 体位性低血压

随着子宫的逐渐增大，母体的血流动力学也会发生改变。

当孕妇长期处于平卧位时，孕晚期增大的子宫会压迫母体腹主动脉和下腔静脉，引起低血压，从而减少子宫血运导致胎儿缺氧。

案例一

问：我一觉醒来发现在平卧位，这一晚上胎儿是不是缺氧？

答：正常的睡眠过程中，会不断地更换体位，一般情况下不会导致严重问题。

问：医生让我向左侧睡，但是我感觉向右侧睡才舒服，怎么办？

答：孕妇可按自己舒适的体位睡眠。

2. 胎动观察

一般孕妇在妊娠4个多月时会开始感知胎动。胎动是亲子连接良好的标识，因此建议孕妇仔细感知胎儿的活动规律。打坐、冥想的时候是母子"沟通交流"的良好时机。

尽管现代医学技术能够直接监测到胎儿胎心，但是笔者不建议一感觉到不舒服时就去进行B超检查、胎心监护。

胎动减少的时候建议孕妇首先静坐下来，认真地和宝宝进行"交流沟通"。对于孕期20周的胎儿，胎动可能并不明显。

如果孕妇每天都在担心有不好的事情发生，也可能会造成不良影响。深呼吸，让自己的心静下来，只有母亲健康，宝宝才会健康。

3. 假宫缩

在整个孕期，子宫都可能有不规律的宫缩。一般在孕期28周以后逐渐增多，持续时间一般为几秒钟，不伴有腹痛和阴道流血。腹部有发紧的感觉时，称为假宫缩，以区别于分娩时真正的宫缩。出现假宫缩可不必处理。如果频繁出现假宫缩并伴有胎动不安，可用呼吸法调整，或用中药调理。到孕期35周以后，假宫缩明显增多，有时会影响孕妇睡眠，这时可通过打坐、冥想、猫牛式体位等方式让自己放松，也会有一定效果。孕晚期时，假宫缩对胎儿的娩出有一定的作用，它会使宫颈口慢慢地变化，直到最后完全打开以便胎儿娩出。

假宫缩会导致孕妇小腹底部有针刺感、坠落感，偶有抽动、微痛感。站立、行走时针刺感会比较明显，位置大概就是在阴道与肛门中间的上部。这种感觉

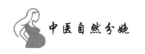

比较细微，还达不到痛的感觉，出现时间也是不规律的。

孕妇感觉腹部发紧的时候，应停止剧烈活动，坐下来，深深地呼吸，放松身体。

打坐是形式，放松是内涵，主要是让精神得到放松，达到自我内观、内在安静的目的。

猫牛式体位可以有效地放松孕妇的腹部。进行呼吸训练时要尽量放松肚皮，给胎儿更大的空间、更多的能量。

4. 胎位

孕28周之前，子宫就像一个游泳池，胎儿在里面可以自由地游动，胎位也是不确定的。孕32周之前，我们一般不会特别关注胎位。孕34周左右，胎儿头部的重量逐渐增大，大多转为头部在下，为头位。孕34周后，少数胎儿为臀位，可用体位或其他方法帮助纠正。如果胎儿横在子宫内，则为横位，要转为头位。现代的产检规范，横位已不多见。

5. 脐带

（1）脐带缠绕。大概1/3的胎儿都会出现脐带绕颈或者绕腹、绕身的现象。胎儿在子宫内悬浮在羊水中，脐带的缠绕是正常现象，一般情况下不必纠正。

（2）脐带螺旋。脐带螺旋是正常的生理现象。脐带的血管增长速度快过结缔组织，形成的自然螺旋状态有保护血管的作用（见图2-9）。

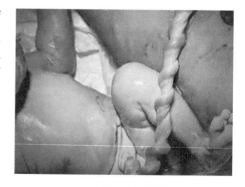

图2-9 脐带螺旋

（二）病症管理

1. 早产、早破水、胎动欲产

早产是新生儿死亡的主要原因之一。据报道，我国每年约有100万名早产儿出生，发生率在8%左右。中医认为早产是因为母体气血虚损，不足荣养，其胎自坠。治法宜补脏气，生新血，去瘀血。

当今引产分娩率呈增多趋势，而许多认为需要引产的理由其实可能是没有道理的。需要警惕人为因素导致的早产，特别是早破水的产妇，本来就早产，又被催生引产，伤害可能更大。

（1）中药调理胎动欲产。中医古籍《产鉴·胎动欲产》曰："妊娠日月未足而痛如欲产者，因劳役怒气，调养不节，或房室所伤，或负重闪肭，或因宿有冷气，故有此症。可用加减安胎饮。"

加减安胎饮：知母、杜仲、木香、续断、香附、陈皮、乌药、紫苏、白芍、川芎、当归、白术、酒芩，见血加地榆、牡蛎、艾叶。

《产鉴·半产》还载曰："妊娠日月未足，胎气未全而产者，谓之半产。盖由妊妇冲任气虚，不能滋养于胎，胎气不固，或颠仆闪坠，致气血损动，或因热病温疟之类，皆令半产，不可轻视，将养十倍于正产也。薛立斋曰：小产重于大产，盖大产如栗熟自脱，小产如生采，破其皮壳，断其根蒂也。但人轻忽致死者多，治法宜补脏气，生新血，去瘀血。若未足月，痛而欲产，芎归补中汤倍加知母止之；若产而血不止，人参黄芪汤补之；产而心腹痛，当归川芎汤主之；胎气弱而小产者，八珍汤固之；若出血过多而发热者，圣愈汤；汗出不止急用独参汤；发热烦躁，大渴面赤，脉洪大而虚，当归补血汤；身热面赤，脉沉而微，四君子汤加姜附。丹溪曰：气血虚损，不足荣养，其胎自坠，推原其本，皆因于热火能消物，造化自然，《病源》乃谓风冷伤于子脏而坠，此未得病情者也。予见贾氏妇，但有孕三月左右必坠，诊其脉左手大而无力，重取则涩，知其血少也，以其妙年，只补中气，使血自荣，时正夏初，教以浓煎白术汤，下黄芩末一钱，服三、四十贴，遂得保全。"

（2）早产保胎治疗原则。孕期小于37周就分娩，为早产。现代医学认为，对于孕期小于32周的早产，可应用宫缩抑制药延长孕周。反复流产、早产，可检查宫颈。若有宫颈松弛的，可进行手术缝扎，分娩时再拆除，这是外科对早产治疗的贡献。对于孕期大于34周的早产，在排除感染等因素后，不需要应用保胎药物，也不应当使用催产素催生，应提倡随其自然，让分娩自然进行。早产合并早破水时，最好等待自然分娩。90%的产妇在早破水24~48小时后可发动分娩。

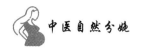

早产待产期间，要避免阴道指检而增加感染概率。多听胎心、数胎动，和胎儿"沟通交流"。一般建议侧卧休息。如果有腰背酸痛、盆底压力感，可尝试用抬高臀部的侧俯卧，让胎儿重量悬浮，减轻压力。

早产应争取阴道分娩。阴道分娩的过程有利于胎儿肺部的进一步成熟，使新生儿有更少的肺部问题。

（3）早产儿护理。早产儿一定要晚断脐，建议等待胎盘娩出后再断脐。尽量以母乳喂养，让母婴同室、袋鼠式拥抱，这样可提高存活率。

对于早产儿，通常是进入 NICU 内进行所谓的加强护理。NICU 是一个被许多精密仪器围绕的环境，没有家的感觉。早产儿的常规治疗方法是放入 NICU 内的保温箱，然后通常是用奶瓶喂养（配方奶或挤出的母乳），缺乏母婴的直接接触。对母亲而言，NICU 的环境有碍于母婴间亲情的建立。保温箱中的早产儿，看起来身形瘦小、体质单薄、一副病相。而母亲又身心疲乏，妊娠的突然中断使她在心理上往往难以接受，可能会充满失落、悲伤、恐惧，甚至罪恶感。

袋鼠式护理（KMC）是一种原始的护理方式，指产后产妇和其低体重儿之间尽早开始的、长期的、持续性的皮肤接触，即将刚出生的幼子放置在母亲或父亲的胸前，利用大人的体温保暖，并让母亲或父亲与子女交流，同时持续地进行纯母乳喂养（亲自哺乳而不是用奶瓶喂奶），以及出院后随访等措施。袋鼠式护理的这段时间里，母亲可以安心地抚摸子女的肌肤，感受来自子女的各种反应。袋鼠式护理可使孩子感受到母亲的心跳和呼吸的频率，听到母亲的声音，嗅到母亲浓郁的气息，并感受拥抱时肌肤温柔的刺激，就好像重新回到子宫中。这可以让孩子从 NICU 的噪声和光线中脱离出来，得到保护。

袋鼠式护理能够有效地降低早产儿患病率，防止早产儿低体温，可增加其体重，提高其存活率。袋鼠式护理还可降低早产儿院内感染的风险，降低早产儿严重疾病的发生率和呼吸道疾病的发生率。同时，袋鼠式护理有利于早产儿生理指标的稳定。袋鼠式护理在维持正常体温方面特别有益，研究证实袋鼠式护理有助于减少早产儿氧耗，有利于早产儿保持呼吸、心率平衡。因为母亲或父亲的呼吸与心率也会影响早产儿，所以也要加强对实施者的关爱，让其保持舒适、安静、乐观的心情。

2. 胎儿过大和过小

B超检查的结果仅供参考。胎儿过大或过小是与标准值比较后得出的结论。有可能标准值有误差，也可能是孕妇自身的妊娠月份有误差，这很常见，因为排卵受孕的确切时间不好确定。最好的处理方法是和自己对比，即在肚皮上做一个标记，观察每月胎儿长大的情况。保持精神放松，无论胎儿过大或过小都不需要过多焦虑。努力和胎儿"沟通交流"，只要胎儿健康就好，毕竟个体有差异。安静、放松、深慢地进行呼吸、打坐、猫牛式练习都是很好的舒缓情绪的方法。平时注意晒太阳、吃蔬菜，让自己充满正能量。睡觉的时候侧卧，可充分地放松肚皮，让宝宝有更大的空间，改善子宫血运。

如果胎儿生长得比较小或者慢，可能是孕妇血气不足所致，此时以调理孕妇体质为主。还有一种可能是算错了预产期，如认为胎儿有 6 个月而实际上只有 5 个月。建议女性在适合的年龄及时怀孕，顺天意尽人事，而过了最好生育年龄又应用了辅助生育技术的，往往可能会导致更多问题。

《景岳全书》曰："妊娠胎气本乎血气，胎不长者，亦惟血气之不足耳。故于受胎之后而漏血不止者有之，血不归胎也；妇人中年血气衰败者有之，泉源日涸也；妇人多脾胃病者有之，仓廪薄则化源亏而冲任穷也；妇人多郁怒者有之，肝气逆则血有不调而胎失所养也。或以血气寒而不长者，阳气衰则生气少也；或以血热而不长者，火邪盛则真阴损也。凡诸病此者，则宜补宜固，宜温宜清，但因其病而随机应之，则或以及期，或以过月，胎气渐充，自无不长。惟是年迈血衰而然者，数在天矣，有非可以人力为也。"

3. 羊水多、羊水少和羊水混浊

妊娠晚期羊水指数小于或等于5cm（羊水深度小于3cm）被认为是羊水过少的标准。这只是一个统计数据上的均值，和其他参考值一样，要结合临床情况来判断。这不是一个绝对的数据，不代表胎儿缺氧，也不代表胎盘老化，更不是剖宫产的指征。

临产前，随着胎儿的成熟和胎儿肾上腺素分泌的增加，会有一个生理性的羊水减少，这不影响顺产。羊水多和羊水少，都不是剖宫产的指征。当羊水多

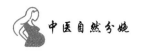

和羊水少时，特别是在妊娠中期发现时，需要重点关注的是有没有胎儿的畸形，比如肾脏的畸形、胃肠道的畸形等。同样，羊水混浊也是妊娠晚期常见的表现，是胎儿成熟过程中脱落细胞增多而导致的，并不是疾病的表现。

4. 肾盂积水

肾盂积水很少见，原因不明。不需要处理，建议等待至足月分娩。

5. 阴道炎

孕妇在孕期38周时如检查有霉菌，建议饮食清淡，每天洗完会阴部位后用吹风机吹干，便可改善。也可尝试中药治疗。

6. 便秘

多吃蔬菜对便秘有帮助。

7. 阴道压迫感

孕晚期随着胎儿的增大和激素分泌的变化，尤其是接近分娩时，很多孕妇会感觉一站起来阴道就会有压迫、下垂的感觉。这不需要特殊处理。进行猫牛式练习可帮助减轻症状。

8. 吸氧

孕期近32周时子宫体积增大到最大，胎儿的需氧量也增加到最多，此时孕妇会感觉到氧气不足，晚上睡觉时需要经常起床到窗边透气。那么是不是要专门备一个氧气袋？需要去医院吸氧吗？在笔者看来，健康的孕妇不需要吸氧，血氧水平低的孕妇才需要吸氧。建议认真地进行深慢的呼吸练习，保持室内空气流通。

三、临分娩期准备

（一）妊娠生理

1. 关于假宫缩、探痛的问题

临分娩时，假宫缩越来越频繁，孕妇常常睡眠不足，感觉到肌肉酸痛、尿频尿急、便秘等不适。

很多孕妇会有内热的感觉，骨头也会"咔咔"作响，这是因为胎儿的温度比成人高，从中医角度来讲就是"纯阳之体"。产前一盆火，产后一盆冰，故产前孕妇可以少穿点衣服，而产后则要注意保暖。骨头响就是所谓的"开骨缝"，即因孕激素分泌旺盛，骨头的韧带、肌肉变得越来越松弛，这是为分娩做准备。有人会觉得骨头疼，有耻骨联合分离感，这时要注意加强肌肉训练，强化关节，只有这样才能使疼痛减轻。疼是关节在"诉苦"，越疼越要锻炼。有时，孕妇还会感觉大腿内侧酸痛，随着胎儿的下降入盆，会突然感觉上腹空虚，食欲增强，有人还会有便秘的感觉。建议增加蔬菜摄入量，进行深蹲运动，这对促进胎儿下降入盆和顺利排便都有帮助。摄入大量的蔬菜有利于保证大便的顺畅。猫牛式练习和深蹲运动可帮助按摩内脏，也可帮助排便。

2. 关于孕晚期是否要每周都做检查的问题

孕妇已经孕40周了，却还没有发动的迹象，需要去医院做检查吗？

其实孕晚期是否要每周都做检查，是否每周都要胎心监护，并无定论。对于正常孕妇，不需要常规的胎心监护。孕妇可以安静下来，感知宝宝的胎动，和宝宝沟通才是最重要的。每天进行打坐、呼吸训练、下蹲等运动，照常活动，保持安静。

3. 关于是否有能促进发动的食物的问题

并没有什么食物可以起到确切的催生效果，但下列食物可供参考食用：桂圆、山楂、豆皮、芝麻酱、花生酱、亚麻子、薏米、芡实、山药等，以及各种杂粮粥。也有人用茉莉花苞（每次十几朵）泡茶饮，还有人服用覆盆子茶、椰枣等。禁止应用蓖麻子催生，以免有子宫破裂的危险。

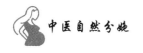

4. 关于超过41周是否要打催产针的问题

预产期是不准确的，以宝宝的发育情况为准，即宝宝发育成熟了会引发宫缩，这是分娩的主要诱发因素。41周是一个评估的时间，不是一定要分娩的时间，如果胎盘、羊水、胎心都很好，不需要用缩宫素引产。

如果到了预产期，还没有发动分娩，请考虑以下几点：

（1）妊娠时间算对了吗？要重新评估并校正预产期。自然发动的孕周可达42周，甚至更长时间。笔者随机在孕妇群中做了孕周（36~44周）的统计，一周时间内有114名孕妇回复（见图2-10）。

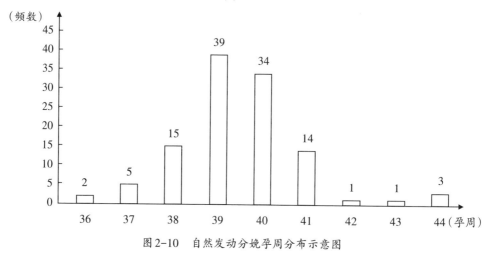

图2-10　自然发动分娩孕周分布示意图

（2）我的宝宝健康吗？这要评估宝宝宫内情况。记住一点：宝宝发育成熟了，自然就会发动分娩了。反之，如果宝宝还没有发育成熟，即使用催生药物，也很难发动分娩。临床上常见打了几天的催产针也不开宫口的产妇就是这个原因。这可能是子宫还在为宝宝的发育而努力地工作，子宫肌肉还没有做好收缩准备。如果评估情况正常，不妨再多等几天。

和宝宝沟通，关注胎动，认真呼吸。真实的胎动次数其实很难数清。尽量掌握胎儿的胎动规律，只要和原来一样就好。如果1小时没有感觉到胎动，可静心坐下来，再评估1小时；若连续几个小时没有胎动，可去医院检查。

（3）不要提前选择剖宫产，除非有紧急医学情况（如大出血等）。只要胎心正常，即使是有点异常情况（如羊水少、骨盆有点小等），也不要太匆忙地进行剖宫产，给宝宝多点时间，让宝宝自己发动宫缩。

顺产对孕妇有利，对宝宝也有利，即使是在有些异常的情况下，顺产对宝宝来说还是比剖宫产更安全一些。

只有少数的情况需要进行剖宫产，如胎盘早剥、脐带脱垂、急性的胎心窘迫（这在正常产程中很少见）等。

中医并无妊娠过期之说。古书中有许多13个月甚至更长时间妊娠的记载。对于延迟发动的分娩，要有耐心，相信分娩会自然发动，享受一切让自己愉快的事情，那么宝宝也会从中得益。

分娩是宝宝主导的，他的身体发育成熟了自然会发动分娩。

下列方法可诱导孕妇内在激素的分泌，可谨慎选择。例如，温柔的性爱、热敷乳房、按摩大腿、深蹲拉伸等。

一些天然食物也可能有助于分娩，如吃凤梨、辛辣食物，喝辣茶或孜然茶。好多火锅底料也有催生功效，所以孕早期不可乱食。其他食物如山楂、薏米、椰枣、茉莉花苞、覆盆子等对催生也有效，还可食用含有丰富维生素的食物如豆皮、芝麻酱等。

经验丰富的助产士会扫膜催生，可以考虑应用。该方法较安全有效，但是比较疼，也有导致胎膜破裂的风险。

慎用米索前列醇或缩宫素催生。

5. 分娩计划

理想的分娩是怎样的？下面梳理了孕妇的心理和诉求，以及对分娩的愿望，汇总成中医自然分娩计划（见表2-4）。

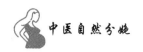

表2-4 中医自然分娩计划

项目	内 容
睡	保证充足睡眠，耐心等待发动自然分娩，除非发现有异常
	争取在宫口开到2~3cm或3cm以上后再入院；如果宫口还没有开，检查正常，可再返回家休息等待
忍痛	分娩过程中保持自由活动，不断地走动、坐、跪、趴（手膝俯卧位），休息的时候采取侧卧位
	分娩过程中少量多餐，补充能量
	有家人或朋友陪伴
慢临盆	宫口开全后不要立即用力，等到忍不住想用力的时候再用力（产妇自主用力）
	用感到舒适的体位分娩，例如侧卧、俯卧或在水中
	胎头娩出后，等待下一次宫缩使胎肩自然娩出（自然娩肩）
晚断脐	等待脐带搏动停止后断脐
	等待至少3分钟，新生儿呼吸平稳后再断脐
	等待胎盘娩出后再断脐
早接触，早吸吮	断脐后将宝宝直接放到母亲腹部（早接触），出生后视宝宝情况及早开始吸吮母乳
自然分娩少干涉	希望不要行常规的会阴侧切术
	希望不要行常规的人工破膜术
	希望不要用麻醉药或其他药物，除非有必要
产妇签名：	助产士签名：

6. 分娩准备

（1）心理准备：分娩是爱的传递。孕晚期是学习的好时机，认真学习如何识别真假宫缩，认真呼吸，学会放松，每天练习深蹲。

（2）物质准备：没有宫缩的时候，为分娩提前做些准备。例如，整理出来一个空旷的地方，提前铺好毯子。如果天气凉了，再准备一个垫子，然后铺张床单。

准备好分娩中可能需要用到的物品，如宝宝的小包被、孕妇使用的毛巾等用品，并摆放成一排，这样用起来就不会慌乱。准备好要喝的温水，在宫缩强烈的时候，随时补水。给手机充好电并保持畅通。产检资料和自己的身份证等放在一个背包里，以备不时之需。提前用电饭锅煮点小米粥，万一宫缩时饿了，可以随时吃点东西补充能量。

（二）病症管理

1. 滑胎方药

滑胎方药指促进顺产使分娩容易的药物，它不同于现代的催生药物。

此类药为孕晚期的孕产妇补充气血之用，不建议所有的孕妇都服用，而是有需要的孕妇才可服用。《景岳全书》曰："妊娠滑胎之法，惟欲其坐草之期①易而且速……盖血多则润而产必易，血亏则涩而产必难，故于未产之前，但宜以培养气血为主，而预为之地，如四物汤、滑胎煎、五福饮、小营煎、八珍汤之类，即皆滑胎之要药。若不知此，而过用滑利等物，或产期未近，无火无滞而妄用清火行气，沉降苦寒等药，必皆暗残营气，走泄真阴，多致血亏气陷，反为临期大害。若果肥盛气实者②，则紫苏饮、保生无忧散、滑胎枳壳散之类，皆可择用。"该书中没有指明多少孕周开始服用，建议可自宫缩比较有规律时再服用。下面所列方药不作为处方，仅供参考，具体情况须咨询中医师。

（1）四物汤。在《医宗金鉴·删补名医方论》中有提到，四物汤治一切血虚、血热、血燥诸证。

用法：当归、熟地各三钱；川芎一钱五分；白芍二钱，酒炒。

上四味，水煎服。

（2）滑胎煎（别名"滑胎散"）。具有治胞衣不下之功效。

用法：当归三五钱，川芎、枳壳各七分，杜仲、山药各二钱，熟地三钱。

（3）保生无忧散。在《济阴纲目·临产》中有提到："治妊娠身居安逸，口厌甘肥，忧乐不常，食物不节，致胞胎肥厚，根蒂坚牢，或瘦人血少胎弱，临蓐难产，入月服之，则易生也。"该段记载中的"入月"应当是指到了临产的月份，所以建议最后4周开始服，即35周后服。治胎肥气逆等。

---

① 坐草之期：指宫口开全，胎儿快要出生的时候。

② 盛气实者：比较肥胖、结实的孕妇。

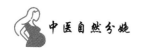
用法：当归（酒炒）、枳壳（盐水制）、川芎、木香、白芍、甘草（炙）各一钱五分，血余炭（另研）、乳香（另研）各五分。等分为末，每服二三钱，水煎日二服。

2. 需要随时入院就诊的现象

任何时候如出现多于月经量的出血，需及时入院就诊。正常的见红的血通常是断续的、少量的、粉红或褐色的。

任何时候如出现突然的、持续性的腹痛且不能缓解的，需及时入院就诊。正常宫缩是缓慢出现、逐渐变化的。

感觉胎动突然减少，需及时入院就诊。

孕妇出现发热或其他不适，感觉不能正常呼吸，需及时入院就诊。

第三章

生产

顺产歌

分娩是本能，好生有上天。

孕期多吃菜，活动去上班。

婆媳邻里和，清心好睡眠。

耐心等发动，这是第一关。

时间非常慢，可能十几天。

有的会见红，有的腰腿酸。

有人先破水，侧躺别慌乱。

宫缩变规律，一痛就冒汗。

安睡与稳食，要遵古人言。

宫口慢慢开，体位常更换。

侧身趴着生，脐带要晚断。

生好就吸吮，母乳纯天然。

忍痛慢临盆，自然保平安。

妊娠分娩是人类和其他哺乳动物共有的本能生理现象，大多数健康的孕产妇能够自然地完成妊娠分娩过程。要尽可能地维护自然分娩过程，减少人为因素干涉，保障母子健康。正常分娩可定义为：胎儿在妊娠37~42周，处于头位，为单胎，从分娩开始整个过程都保持低风险（无并发症），经阴道娩出，分娩后产妇和胎儿状态良好。在本书中，将妊娠34周后、自然分娩、母婴情况良好者定义为正常分娩。

祖国医学提出"睡，忍痛，慢临盆"的正常分娩指导理论，其中"睡"是指要耐心等待自然的宫缩发动，认真区别假临产与真正的临产。《达生编·临产》曰："此处极要着意留心，乃是第一关头，不可忽略。若认作正产，胡乱临盆，则错到底矣。"产程开始时要放心大胆地忍痛，照常饮食和活动，不可过早干预，以免难产。循证医学研究结果支持低危产妇晚入院，鼓励正常的产妇在活跃期（宫口开到3~4cm后）入院。在产程中产妇要保持活动，并且到了生产的时候，仍然要采取自由体位分娩（非平卧位分娩）。而我们国内目前多数医院采取的是平卧生产，笔者认为这其实是不利于生产的姿势，会妨碍胎儿的下降，增加胎儿窒息的概率。产妇自己要认识到这一点，主动地参与到自己的分娩过程中。产程中尽可能少干涉，促使产程自然进展。产后提倡晚断脐。

适合自然分娩的对象具体如下：

一是头位产妇，检查正常，没有需要早入院待产或必须剖宫产的情况（根据医生检查结果）；无阴道流血及发热等情况。

二是有轻度疾病者，经过调理大多可以自然分娩；要排除感染和其他情况，如脐带脱出。

三是本人及家人支持自然分娩，相信自然分娩对母子有益。

自然分娩的主要内容如下：

一是睡。等待自然的宫缩开始，晚点入院。这是学习的首要内容，要学会区分什么是真正临产，什么是假临产（假宫缩）。要努力学习判断，相互交流经验，并利用社区的医疗服务资源，多观察自己的状态，不要急于跑去住院。

二是忍痛。产程真的发动了，宫缩会变得越来越频繁，此时可不断变换体位，找到适合自己的、最舒服的姿势。没有一种体位是最好的，改变体位，保持走动，是最有效的缓解产痛的方法，长时间平卧会压迫母亲大血管，导致子宫胎盘血供减少、胎儿缺氧，并且妨碍胎儿下降，不利于顺产。

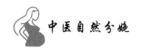

　　三是慢临盆。要慢慢地让胎儿娩出。提倡非平卧位分娩，推荐在手膝俯卧位（趴位）和侧卧位分娩。尽量晚点上产床，让产妇自主地用力（与平卧位拉住把手的大屏气用力不同）。当胎头下降到盆底时，产妇忍不住想用力的时候再用力，慢慢地娩出胎儿。

　　四是晚断脐。胎儿出生后，脐带内的血管会继续搏动3~5分钟甚至更长时间，母子间的血液交换还在继续，这在短时间内可以保护新生儿的健康，有利于新生儿肺及其他器官发挥正常功能。要等待新生儿呼吸正常后，脐带搏动停止或胎盘娩出后再处理脐带（称为莲花分娩法）。

　　五是自然分娩少干涉。不做常规的会阴侧切，除非病情需要，否则不做人工破膜、滴催产素等。产后应立即让母子拥抱，让母子皮肤直接接触，并最好半小时内给予新生儿吸吮乳汁。

　　上述自然分娩内容简而言之即为"三晚"（晚入院，晚用力，晚断脐）和"三早"（早接触，早吸吮，早开奶）。

第一节 睡 篇

分娩的发动不受人类自主意识的支配，是一个原始的自主的系统。胎儿成熟是分娩发动的根本动因。成熟的胎儿（特别是肺的成熟）触发分娩发动的初始环节，随后加上各种因素不断地相互影响，最终使得分娩发动。

所谓的预产期是根据末次月经推算的，有很大的不准确性（不能确定具体的排卵、受精时间）。即使利用现代的 B 超等技术，预产期也有很大的不准确性。B 超诊断有 2 周左右的时间误差，故在妊娠 37 周至 42 周之间分娩的，都是正常的。

分娩的发动机制不明。目前比较公认的是胎儿成熟后的内分泌调节和子宫功能性改变是分娩发动的必要条件。妊娠末期的内分泌变化、神经递质的释放和机械性刺激等均能够促使子宫下段的形成和逐渐成熟。成熟的子宫下段及子宫颈受子宫腔内压力而扩张，继发前列腺素及缩宫素释放，引起子宫肌层规律收缩，分娩由此发动。

一、分娩发动的理论

（一）胎儿成熟后的内分泌调节

胎儿下丘脑-垂体-肾上腺轴的发育成熟是分娩发动的关键因素。经动物实验证实，胎儿下丘脑-垂体-肾上腺轴的活性与分娩发动有关。皮质醇激素由胎儿肾上腺产生，它随着胎儿成熟而不断增加。临床观察发现，无脑儿时常有雌激素水平低下和孕期延长的情况，推断其系胎儿下丘脑-垂体-肾上腺轴功能异常所致。

研究发现，胎儿生成的肌红蛋白经胎尿排入羊水中，随着羊水中的胎尿量

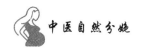

逐渐增加，可导致足月妊娠时产妇肌红蛋白量明显升高。肌红蛋白通过加强磷脂酶A2（PLA2）活性来增加胎膜合成前列腺素F2α的量，从而让足月妊娠的产妇临产。胎儿体内的细胞因子也参与了临产启动，临产前白细胞介素-6的量会显著升高。由胎儿肾、肺生成的表皮生长因子在孕早期生成量较少，在孕晚期生成量则较多，尤其在羊水中表皮生长因子含量呈10倍增加。表皮生长因子通过刺激羊膜生成前列腺素E2来促进临产启动。

需要引起关注的是，在胎儿的生长发育过程中，肺是最后一个成熟的器官。孕期达到35周后，肺表面活性物质会明显增加，以满足胎儿出生后呼吸的需要。早产儿最常见的问题就是肺功能不佳或呼吸系统不佳。

（二）母体的内分泌调节

1．孕酮（progesterone，P）的作用

孕酮在整个孕期处于高水平，以维持子宫肌细胞处于松弛状态，此称为孕酮阻滞。分娩发动后，孕酮在子宫肌肉和胎盘中局部的作用水平下降，对分娩发动起到了一定作用。

2．前列腺素（prostaglandin，PG）的作用

孕期子宫的蜕膜、绒毛膜、羊膜、脐带、胎盘、子宫平滑肌和胎儿下丘脑-垂体-肾上腺轴均能产生前列腺素。前列腺素能增加子宫敏感性，并能促使宫颈成熟。

3．雌激素（estrogen，E）的作用

雌激素可促进子宫肌细胞间隙连接蛋白和缩宫素受体的合成，促进子宫功能由孕期的安静状态转变为收缩状态，刺激蜕膜及羊膜合成与释放前列腺素，促进宫缩及宫颈成熟，并促进钙离子内流和子宫收缩。

4．缩宫素的作用

缩宫素是一种9肽的神经垂体激素。缩宫素由下丘脑视上核和室旁核神经元合成，通过垂体门脉系统运送至神经垂体，并间断脉冲样释放入血，外周血液循环中缩宫素水平呈波动样变化。分娩发动时子宫局部组织中的缩宫素浓度升

高，它与子宫肌细胞膜上的缩宫素受体结合后，促使蜕膜合成与释放前列腺素，促进子宫肌细胞间隙连接蛋白的合成，使子宫肌层对缩宫素敏感性增强，促进子宫颈成熟及子宫下段形成，并引发子宫肌细胞收缩。随着产程的进展，胎头下降会引起子宫颈和阴道扩张，并刺激子宫颈局部神经发出冲动至下丘脑和神经垂体，进而引起血浆中缩宫素水平出现明显的升高，从而导致子宫收缩增强，以上称为分娩正反馈反射。

（三）机械性刺激理论

机械性刺激理论又称为子宫张力理论。随着妊娠的进展，子宫容积及张力不断增加，至妊娠晚期，胎儿增长速度超过子宫增长速度，子宫内压升高，子宫肌壁和蜕膜明显受压，使得肌壁上的机械感受器受到刺激。尤其是胎先露部压迫子宫下段及子宫颈时，子宫下段及子宫颈受到扩张的机械刺激，通过交感神经传至下丘脑，神经垂体释放缩宫素，引起子宫收缩。因此，双胎妊娠、羊水过多的产妇易出现早产。

（四）炎症反应学说

研究表明，分娩前子宫颈、子宫蜕膜均出现明显的中性粒细胞和巨噬细胞趋化和浸润，炎性细胞因子表达增加，提示非感染性炎症反应可能是分娩发动的一个重要机制。炎症细胞因子可能通过释放水解酶，引起胶原组织分解，促进子宫颈成熟而诱发分娩发动。

综上所述，胎儿成熟后肾上腺皮质醇激素的释放量增多，妊娠晚期母体的内分泌变化、机械性刺激及炎性细胞因子表达增加等多因素均能促使子宫下段形成和子宫颈成熟，进而诱发前列腺素及缩宫素释放，使子宫肌细胞兴奋，让子宫出现规律性收缩，从而促使分娩发动。尽管分娩发动机制目前尚不确定，但比较重要的说法是胎儿的成熟有可能是分娩发动的始动因素。缩宫素和前列腺素是促进宫缩的最直接因素。子宫颈成熟是分娩发动的必备条件。

二、预产期的悖论

这个世界上，也许只有人类才会认真地计算预产期，并精确到280天。这本身就是一个站不住脚的立论。

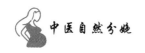

排卵、受精的时间是不好确定的。即使现代有了B超等技术，仍然无法准确估计预产期。再者，每个生命个体的成熟时间是有差异的，就如同一块地的小麦也不会同时成熟。

分娩发动的机制至今不明。孕期子宫如何由安静不收缩的状态转为收缩状态，是一个缓慢的、渐进的过程。当促进子宫收缩的激素水平上升时，宫缩次数就会增多；反之，宫缩次数就会减少。这个变化从孕晚期开始，直至分娩。

这种激素的变化受多种因素影响，其中最重要的因素是胎儿。比较重要的学说是胎儿始动学说，即胎儿成熟了，分泌的激素发生了变化，促使母体雌激素升高，从而打破了孕期激素的平衡，使子宫由松弛状态变为收缩状态，从而发动分娩。这个变化不以人的主观意识为转移，不受人的大脑皮质所控制。但是如果产妇的情绪非常紧张、焦虑，就会干扰这个生理过程从而影响分娩。这个变化还与自然环境有关系，比如台风来临、满月、弦月时可能会引发宫缩；也和昼夜周期有关，从早上9点多到晚上9点多的时候，产妇交感神经兴奋性高，宫缩会变弱。之后到第二天早上9点之间，宫缩会增强，这个时间段是分娩发动最多的时间。这种现象也是长期的生物进化的结果。

本书推荐应用预产月的概念，即用末次月经时间加10个月来估计胎儿大概的出生时间。过度地关注预产期，甚至规定到41周就引产，并不会改善分娩的结局，反而增加了应用催生、引产药物的机会，增加了引发所谓的医源性疾病的风险。

三、临产的判断——认真地区别是真临产还是假临产

中医对临产的认识，积累了丰富的经验。妇女生育，本来是生理上一种很自然的现象。健康孕妇足月生产，犹如瓜熟蒂落，即所谓气血和顺则可生产顺利，母子平安。但如果忽略适当调理，影响气血和顺，很容易发生难产，严重时可危及母子生命。

（一）临产看护

许多中医名家都关注到临产，强调要静心候产，不可惊动太早。

总的来说，就是要谨记临产"六字诀"，即"睡，忍痛，慢临盆"。妇女临

产，容易与"弄胎"相混，因此，必须注意鉴别。《达生编》更是强调临产是顺产的第一关头，如果此时错把假痛当成真生，则将一错到底。《景岳全书·妇人规》曰："产妇临盆，必须听其自然，弗宜催逼，安其神志，勿使惊慌，直待花熟蒂圆，自当落矣。所以凡用稳婆，必须择老成忠厚者，预先嘱之，及至临盆，务令从容镇静，不得用法催逼。余尝见有稳婆忙冗性急者，恐顾此失彼，因而勉强试汤，分之掐之①，逼之使下，多致头身未顺而手足先出，或横或倒，为害不小。若未有紧阵，不可令其动手，切记，切记！"

如何区分是否临产，并没有一个可用的测量方法。临产不是验血和机械检查能够预测的，唯一可靠的方法就是观察，所以保持安静平和的心态非常重要。

（二）住院时机

古人在家中分娩，不存在何时去住院的问题。在现代，一般都鼓励住院分娩。那么，在断断续续的宫缩出现后，什么时候去住院分娩最合适呢？

当宫缩断续出现时，如果附近有社区医院可去检查一下。若宫口开大至3~4cm，且宫缩比较规律、密集，可考虑住院。

《达生编》中所述的"渐疼渐紧"可供参考。进入真正的宫缩阶段，产妇会出汗，冬天也会大汗淋漓，湿透衣服，特别是后背。同时阴道会有下坠感，阴道分泌物也会越来越多。这些都可作为判断真正宫缩的参考。

产妇阴道出现比较多的黏液，是宫颈内部的分泌物（见图3-1），可作为分娩即将发动的比较可靠的标识。但这并不代表胎儿马上就要生出了，可能还需要十几个小时或者1~2天。

《产鉴·妊娠》曰："妇怀离经，其脉浮大而腹痛引腰脊，为即欲生也，但离经即痛也。又法，欲生者，其脉离经，夜半觉，日中生也。"

临产初期是容易判断出错的。有人可能宫缩很规律了，宫口也开了1~2cm了，但是住院后宫缩又停止了。

---

①分之掐之：扩张拉伸产道，或者强行扩张宫口，当属此类。

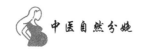
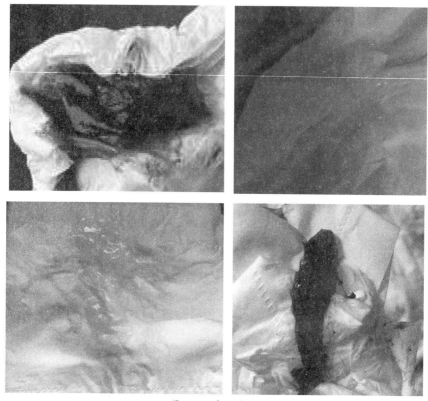

图 3-1　宫颈黏液

目前，我国欠缺社区待产分娩管理室，产妇大多聚集在大医院。建立自然分娩社区医院，让产妇在家附近就能找到基本的保健服务站点，能享受上门服务，例如看宫缩、摸脉象、听胎心、应对紧急分娩等，是提高妇幼保健水平的有效方法。

（三）应对紧急分娩

分娩是哺乳动物共有的生理现象，是一个自然过程，其规律其实并没有完全被人类所掌握。宫口的开大不受人主观意识的控制。如果产妇心理特别放松，没有感觉到许多的假宫缩，也有可能宝宝就突然要分娩出来了。紧急分娩并不是异常现象，而是没有准备的正常分娩，即使在住院期间的产妇（如在待产房间或病房里，而不是在产房内）也有可能发生紧急分娩。预先做好应急准备，在紧急情况下，保证母子安全健康是必要的。社会力量，例如交通、消防救援、城市管理部门工作人员和社区服务人员等也有必要进行相关的培训，以应对随时都有可能发生的产妇紧急分娩情况。

1．首选手膝俯卧体位

紧急情况下，协助产妇取手膝俯卧体位或侧卧体位分娩。

2．呼叫求助

呼叫120或向附近医院工作人员求助。

3．在干净的表面上接产

接产应在干净的表面（如新的油布等）上进行。协助人员应用肥皂和流水洗手。

4．让胎头慢慢自然娩出

嘱产妇哈气，不要过于用力。胎头娩出后，不可牵拉胎头，等待片刻，在下一次宫缩时，胎肩一般会自然娩出。如胎肩在胎头娩出后没有及时娩出，嘱产妇改为手膝位，在下一次宫缩时胎肩多会自然娩出。必要时请专业人员协助，切不可牵拉胎儿，以免损伤胎儿。

5．新生儿处理

胎儿娩出后评估呼吸情况，必要时清理呼吸道。不要结扎和夹住脐带，等待胎盘自然娩出。新生儿在现场不做沐浴处理。

6．胎盘娩出

一般在新生儿出生后十几分钟，胎盘会自然娩出，不可强行牵拉。胎盘娩出后，先不要断开脐带。将胎盘置于防漏水的清洁袋子内或容器内，与新生儿一同包被，送医院处理。

7．产妇观察

产妇分娩后要注意保暖，给予热饮料，按摩子宫。注意观察产妇阴道流血情况。

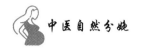

8．入院后处理

入院后按无菌断脐操作方法结扎、剪断脐带。评估并检查产妇的一般情况，检查有无宫缩及阴道流血情况。检查产妇外阴、阴道裂伤情况，有裂伤较重者按解剖层次缝合。评估新生儿情况，如有污染情况或已经断脐，应给予破伤风免疫注射。如果新生儿分娩在清洁的表面，没有断脐，不必注射破伤风疫苗。

案例二

张教授，我13日晚出现有规律的宫缩，14日凌晨3点多破水，4点多来医院，宫口开三指，之后不到半个小时就开全了，有侧切，5点多宝宝就出生了，宝宝六斤六两。顺产真好！感谢张教授一直耐心为我解答，给了我坚持顺产的信心。

我是从11日晚上开始发动分娩，宫缩有规律。12日早上到医院，当时宫口只开一指。因为一胎是剖宫产，二胎准备顺产，医生要求我住院。老公办理住院手续后，我就住院待产了，结果反而一整天没有宫缩。后来，我又跟医生请假回家待产。直到14日凌晨破水才到医院，整个产程还是蛮快的。

四、宫口开大的过程

生产的过程，也是宫口开大的过程。把子宫看作一个口袋，里面住着宝宝，子宫收缩可以把下面的口子（就是宫颈口）打开，宝宝就下降到阴道里，随后娩出。

（一）宫颈的变化

宫颈主要由结缔组织构成，这些结缔组织是决定宫颈功能改变的主要构成，包括成纤维细胞及间质。目前认为间质包括纤维与基质，其中纤维主要由以下三种物质构成。

1．胶原纤维

宫颈组织的韧度是由不溶性胶原纤维决定的。

2. 弹力纤维

弹力纤维对宫颈的扩张、复旧起着主要作用。

3. 网状纤维

约占30%。网状纤维含量多少与宫颈坚韧度有关。临近分娩期，随着体内激素的变化，宫颈的结缔组织也会发生相应变化。

在宫颈成熟时，纤维束会逐渐变细、变短，由紧密相连、排列如屋顶瓦片状变为束间隙增大、排列成松散的网状，从而使宫颈变软。

妊娠期宫颈腺上皮组织、腺体均会出现明显肥大状态；内膜呈蜂窝状，也呈现明显肥厚状态；宫颈上皮组织会分泌大量黏液；宫颈的血管也较非妊娠期明显增多，呈现怒张充血状态。

随着宫缩次数的逐渐增多，宫颈慢慢缩短，宫颈内部的分泌物会被排出体外（见图3-2）。这是分娩即将开始的一个比较明确的信号。

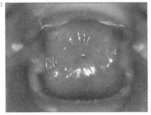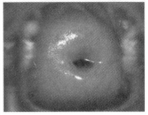

图3-2 宫口开大过程示意图

（二）宫口开大的机理

要了解宫口是如何开大的，就得了解子宫收缩的原理。子宫具有自主收缩的特性，是自发地、有节奏地收缩，其节律主要由自身肌肉和激素所影响，不受大脑皮质的直接控制。子宫还有一个独特的性质，即子宫肌肉的缩复作用。子宫肌肉是生物体中唯一会变身的肌肉，每次收缩后，都会缩短一点长度，不再恢复到原来的长度。这是不是很神奇？

可以想象，随着子宫肌肉慢慢缩短，子宫的空间是不是也变小了？不要担心，在子宫缩短的同时，子宫下段会被动地拉长，宫颈被向上提起，这样宫口就慢慢开大了，而胎儿则被动地挤向宫口。幸运的是，胎儿有羊水包裹，形成一个前羊水囊，它保护着胎头下降。

（三）现代产程管理的误区

现代的产程管理往往依赖于阴道检查和宫口开大的程度。但是，这种看似

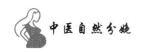

准确的方法实际上也并不总是符合事实的。试想一下，如果一个产妇宫口检查结果是开大了5cm，那么有没有可能她5个小时前就是这么大的宫口呢？但我们检查过后，就开始了所谓的产程计时，超过规定时间不分娩就认为不合常规，变成了异常情况。笔者认为，以时间限制为标准的产程管理是现代产科的一大弊端。

本书总结了产妇自然待产过程的大概情况（见表3-1），以供产妇参考，但不可对号入座，因个体差异不同，不可一概而论。不成熟的宫颈进行人工催产往往会使产妇痛苦不堪，也很难让宫口开大。胎儿成熟了自然就会发动分娩，自然发动分娩宫颈才会自然成熟，产妇越放松，宫口开大得越快。

表3-1　慢临盆——用一个月的时间分娩

时间	产妇情况	体征	应对措施
≥35周	不断增多的宫缩和增强的下坠感，胎头下降后胃部有虚空感	阴道有少量红色或褐色、水样分泌物，有时和破水难区分	进行呼吸训练、深蹲运动、散步，以及各种家庭活动，注意放松精神
临产前3~5天	宫缩越来越频繁，腰痛，下腹不适，晚上不能安睡	阴道分泌物增多，呈水样，淡红或褐色，有时会有点滴鲜血，出现大量黏液；乳头少量分泌液体	进行呼吸训练、深蹲运动，有家人陪伴，给予按摩、温水泡脚，可适当跳舞、唱歌放松精神
真痛（活跃期，几个小时到十几个小时不等）	宫缩频繁且持续时间较长，感觉有明显的压迫感，腰痛和腹痛连在一起，不想说话，也不想听别人说话，想自己独处；会自主地改变体位和走动	阴道分泌越来越多的黏液，羊水突然流出增多提示真正的胎膜已破裂；出汗，甚至汗流浃背，少数人会出现低热，一般不超过39℃	进行呼吸训练，放松肌肉，保持舒适的体位

续表

时间	产妇情况	体征	应对措施
真生（第二产程，半小时至3~5小时不等）	舒适的感觉，想用力，不由自主地屏气，想蹲下或趴着	见胎发，母亲大便排出	随着本能地用力，张大嘴巴呼吸，子宫会把宝宝慢慢推出来
胎盘娩出（半小时至十几个小时不等）	产后休息一段时间，又感觉到腹痛	有少量血流出	大多数情况下，胎儿会在半小时到1个小时娩出，也有的数小时后再娩出。阴道流血不多可继续观察
备注：产妇难产的表现为宫缩持续疼痛，没有间隔期；感觉心慌难受，较密集的宫缩后宫缩停止；出现疲劳、脱水等情况；感觉不到胎动；见胎发后超过1个小时不见宫口开大，流血较多；等等。此时，应转上级医院及时就诊。			

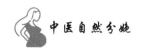

第二节 忍 痛

分娩的过程中会有压迫、不适和膨胀的感觉，但内心应是快乐和激动的，应是痛而不苦。

一、正确认识产痛——分娩不是生病，宫缩可以带来快乐

子宫肌肉的收缩并不产生疼痛，就像骨骼肌收缩不痛一样。心肌收缩也不痛，胃肠的肌肉收缩也不痛（生病的时候才痛，比如心绞痛、胃炎）。但是，子宫撑大时肯定痛，这是肌肉缺血、缺氧导致的。

Duggan等人研究发现，在机体受到伤害性的热、机械性和化学刺激时，疼痛因子释放增加。在正常分娩过程中并不产生疼痛因子，这说明分娩和生病的伤害性疼痛性质不同，而是一种自然生理过程。

产痛的生理性还在于它的节律性。一般情况下，整个产程中只有1/4的时间是宫缩时间。宫缩间隔的时间是长于宫缩时间的，而产痛只出现于宫缩时，间隔时是完全没有疼痛的。给自己一个良好的心理暗示——宫缩只有60秒，然后深深地呼吸，放松，60秒过后，会是酸爽的感觉。

产痛具有内脏痛的一般特征，实际上用疼痛来描述产程中的不适并不全面，因为产妇还会有各种的胀、酸、闷痛等说不出的感觉。

加斯金发现，在产程进展缓慢的情况下，如果丈夫在场，一些产妇和丈夫会自发产生一种"能量"从而加速产程。这种加速缩宫素分泌的行为（如深吻、爱抚等）能加快产程，促进顺利分娩，这也可以解释为是产妇渴望拥抱和关爱的行为及情感需求。

二、应对产痛有妙招

（一）产程早期忘记宫缩

家庭式待产，是导乐陪伴分娩的理想场所。在家里可以多睡一会儿，产妇也可以把丈夫培养成合格的陪伴者。

尝试列一个活动表，纪念与宝宝合体生活的美好时光。

（二）呼吸

前文我们就强调了呼吸的重要性。呼吸是一切运动和放松的基础。

1. 平静、深慢地呼吸

长期的呼吸训练会让内心平静。排除不必要的外界干扰，消除恐惧，专注于内心，能够让子宫在安静的环境下，保持良好的节奏。内在的激素也会分泌良好，如β-EP、缩宫素水平上升，可促进分娩顺利进行。

自主神经系统平衡需要长时间的呼吸训练，不要临时抱佛脚。

如果能够专注地呼吸，那么可以让自己进入自我催眠的状态，这是所谓的内啡肽时间（类似于谈情说爱时高度专注的状态）。坚信自己与生俱来的本能，想象自己来到森林，来到小河边，来到大草原……

2. 放松训练

正常的子宫收缩时间，一般不会超过60秒。

如何应对这60秒？呼吸、放松、接受、爱，是一切的基础。宫缩可以是快乐的，宫缩的过程中会产生β-EP，这是天然的"快乐物质"，故宫缩过后就是内啡肽时间。

找到分娩的快乐，产妇只管正确呼吸，子宫自己会完成工作。

首先慢慢地用鼻子吸气（5秒），胸部和腹部慢慢鼓起，使整个肺充满空气。然后屏住呼吸（5秒），让空气在肺内停留一会儿，最后慢慢地呼气。

放松全身的肌肉，把能量留给子宫。

3. 发声地呼吸

用于应对密集的宫缩。当产妇感到身体内部有压力，宫缩推动导致身体胀、

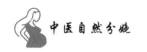

酸痛时，可以深深地吸气，然后发出"啊"等低沉的声音，类似于老牛哞叫，触摸喉结时有颤动感。注意不要大喊大叫，可以唱歌，例如唱《草原之夜》等，这都能令人放松。让思维随着声音游走，产妇只管好好呼吸，子宫会完成它的工作。

4. 张口哈气

宝宝到达阴道口，产妇会有很胀的感觉。此时张口哈气，让宫缩推动着宝宝慢慢娩出，可以最大限度地保护产妇的产道，避免出现严重的裂伤。

（三）自由体位

当分娩由一个自然事件转变为医疗事件时，分娩体位也由此受各种因素影响，逐渐由自由体位变为产床上的平卧位（截石位）或后仰的半坐卧位。这种改变是在近百年内发生的，并没有经过严格意义上的科学论证。而自由体位的再度兴起，则是近年来在对剖宫产率持续上升和难产率增加的反思后，重新认识和循证研究论证的结果。中医倡导产妇在生产时适当活动，以疏通气血。《景岳全书》中提到："凡富贵之家过于安逸者，每多气血壅滞，常致胎元不能转动。此于未产之先，亦须常为运动，庶使气血流畅，胎易转则产亦易矣。是所当预为留意者。"

自由体位待产（见图3-3）与分娩的主要作用包括以下几个方面：

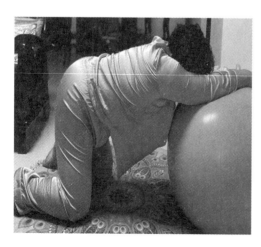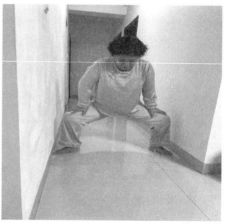

图3-3　产程中的自由体位

1. 自由体位增加子宫胎盘血供

产妇长期在平卧位时，子宫和胎儿的重力会压迫产妇的下腔静脉，会导致产妇低血压和子宫胎盘血运减少，从而危及胎儿。研究证明，产妇处于直立体位和侧卧位时，可避免子宫和胎儿的重力作用对母亲的下腔静脉的压迫，改善胎儿的氧合指数。这说明了产妇尤其是妊娠晚期产妇要避免仰卧位。同时，在进行胎儿窘迫抢救时也要首先改变产妇体位。

2. 自由体位有利于胎儿入盆、下降、旋转

当产妇处于平卧位或半坐卧位时，宫缩会让胎儿压向耻骨和骨盆入口的前半部分，这使得骨盆入口平面变小，不利于生产。人类由于直立行走，颈椎和腰椎会有生理性弯曲。因为有子宫和胎儿的重力压迫，孕妇在妊娠晚期脊柱弯曲会加重，呈现典型的"S"形。当产妇处于平卧位或半坐卧位时，腰部弯曲曲线将更加明显，这样会使骨盆后倾，使胎儿不容易入盆和下降。要避免这个曲线的影响，应使产妇腰部呈"C"形。当产妇处于"C"形体位时，胎儿先露部与骨盆入口平面会有更好的衔接。

如何纠正腰部弯曲呈"C"形呢？一个最简单的动作就是取前倾的站立位，使背部弯曲呈"C"形，重力作用会让子宫和胎儿的位置向前，朝向腹部，这便让子宫与脊柱之间形成一个夹角。宫缩的压力将使胎儿朝向骨盆的后方移动，那里有更大的空间，将有利于胎儿的俯屈、旋转和下降。这个体位对于悬垂腹也有效，同时可采取上托腹部的动作，改变胎儿入盆的方向，促进胎儿入盆和下降。

3. 自由体位增大骨盆径线，促进胎儿下降和产程进展

当产妇坐在坚硬的物体表面（例如椅子、硬板床上或很硬的分娩球上），重力作用将通过坐骨结节对骨盆造成压力。这种压力将使耻骨向侧方移动，使骨盆径线增大约30%。当产妇向前倾斜，身体呈"C"形时，骶骨和尾骨能够自由移动不受压迫。Russell应用了X线测量产妇妊娠晚期和产后6周的骨盆，发现产妇处于坐位时比仰卧位时骨盆出口更宽。Michel等人的研究应用了MRI（磁共振

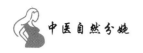

成像）技术测量女性骨盆，发现产妇处于蹲位和手膝支持俯卧位时，骨盆出口径线和坐骨棘间径要长于仰卧位，处于蹲位时骨盆的坐骨结节间径要长于其他体位。产妇处于蹲位或手膝支持俯卧位时，骨盆增宽，有利于胎儿下降和旋转；而处于其他体位如截石位、半坐卧位可能会妨碍胎儿旋转、下降。产程中，采用手膝支持俯卧位有助于胎儿由枕后位转成枕前位，并且产妇在俯卧位时能感到背痛明显减轻（见图3-3）。

4. 自由体位减轻产妇产痛，使子宫收缩更有效

当产妇能够自由活动时，子宫会更有效地收缩，疼痛也能减轻。

（四）安睡稳食，保持良好的生理和心理状态

《竹林女科征证·保产上》曰："产妇初觉欲生，便须惜力安神，加意调养，不可妄用气力者，恐临产乏气乏力也。若儿方转身而用力太早，则每致横生逆产。直待儿身转正，顺抵产门，一逼自下。若时候未到，用力徒然。"

《景岳全书·妇人规》曰：

"临产房中，不宜多人喧嚷惊慌，宜闭户，静以待生。

"将产时，宜食稠软白粥，勿令饥渴以乏气力，亦不宜食硬冷难化之物，恐产时乏力，以致脾虚不能消化，则产后有伤食之病。

"产妇产室，当使温凉得宜。若产在春夏，宜避阳邪，风是也；产在秋冬，宜避阴邪，寒是也。故于盛暑之时，亦不可冲风取凉，以犯外邪；又不宜热甚，致令产母头疼面赤，亦不宜人众，若热气熏蒸，亦致前患。其或有热极烦渴而血晕血溢者，亦可少与凉水，暂以解之，然亦不可多用。若冬末春初，余寒尚盛，产室不可无火，务令下体和暖，衣被亦当温厚，庶不为寒气所侵，可免胎寒血滞难产之患。且产后胎元既落，气血俱去，乘虚感邪，此时极易，故不可不慎。"

现代的产房内，仪器设备很多样，但可能无法及时提供食物，甚至会限制产妇饮食。因此，产妇的饮食是需要关注的问题。单间的产房、有亲友的陪伴对产妇来说会很温暖。

（五）应对一个会让人发狂的时期——胎儿娩出反射

在接近宫口全开的时候，随着激素的分泌达到高峰，很多产妇会突然感觉

情绪失控。例如，有人会大喊大叫；有人会提出不顺产了，要剖宫产；有人开始寻求给予麻醉药品。这时，我们希望大多数产妇能够了解自我，用自然的方法应对。

这个时期，产妇的呼吸会变得不能控制，进行自由体位也似乎没有效果。产妇内心也会有烦躁和说不出的感觉。此时，最有效的应对方法就是喊出来，释放内心的情绪，然后会发现好像没有那么疼了。

因此，如果产妇感到疼痛难以忍受，应鼓励产妇喊出来，开放声门，发出"啊、哈"等声音，从喉咙深处发声，触摸颈部时应当能够感到有颤动，但不要尖叫。

可以在开始宫缩疼痛时发声，尽可能长地延续至宫缩结束。这样能够有效地应对宫缩疼痛，并有利于放松肌肉，也有利于宫口开大。

在制定分娩计划的时候，产妇应跟自己的陪伴者做好沟通，比如，当自己想要打麻醉药的时候，请陪伴者等2~4个小时后再决定要不要打；当自己说要剖宫产的时候，请陪伴者评估母子情况并根据实际情况来决定。

一般2~3个小时后，会进入一个减缓期，也有人称为休息感恩期。这个时候宫口基本开全，产妇也比较疲惫。这时产妇可以休息一会儿，试着入睡。有的产妇会突然想吃东西，这时可以赶紧补充一些能量，如蜂蜜水、红糖小米粥、白粥等都是良好的补充能量的食品。产妇要好好利用这个时间，补充体力。不提倡饮用碳酸饮料，也不提倡饮用参汤。

（六）评估胎儿安全

感知胎动，母子连接交流是评估胎儿是否安全的最重要途径。一般情况下，正常分娩不需要持续进行胎心监听，即使宫口开全后也不需要。

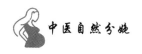

第三节　慢临盆

如果产妇各方面情况都正常，即胎儿不大、胎位正常，在宫口开全后，子宫收缩会自然地将胎儿娩出。这是分娩中最简单的步骤。

胎儿会慢慢地通过扩张的产道娩出。此时产妇保持呼吸节奏，不要大喊大叫，让胎儿慢慢娩出，可避免产道、会阴的撕裂。保持呼吸节奏是保护会阴的关键因素之一。

一、关于用力

现代医院曾经应用的指导产妇用力的方法，即手拉产床把手，平躺着屏气用力，但经过长期的实践发现，这种方式可能不利于分娩，它会使产妇累得精疲力竭，增加难产的概率，并且易导致胎儿缺氧。因此，现在不提倡这种用力的方法，应让产妇根据自己的感觉自主地用力，这样会更省力，更容易顺产。

《达生编·临产》曰："无论迟早，切不可轻易临盆用力，切不可听稳婆说孩儿头已在此，以致临盆早了，致误大事。此乃天地自然之理，若当其时，小儿自会钻出，何须着急。因恐小儿力薄，其转身时用力已尽，及到产门，不能得出，或亦有之。宜稍用力一阵助之，则脱然而下。盖此时瓜熟蒂落，气血两分，浑身骨节，一时俱开，水到渠成，不假勉强，及至生下，即产母亦不知其所以然矣。"

曾有古人云："生产不过一盏茶的时间。"如果产妇用力半小时，还不见胎头出来，那说明可能用力早了，躺下也早了，应该调整或转换一下体位。

二、关于胎膜

胎膜包着羊水对胎儿形成保护作用，也可以分散子宫对胎儿的压力，有利于胎儿的旋转、下降。老助产士都相信的一句名言是："如果胎膜还没有破裂，不必担心什么枕后位。"好多国家的习俗中，宝宝带着胎膜出生被视为吉祥富贵的象征。自然分娩的过程中，要注意保护胎膜，不要行人工破膜术，除非必要时候。但实际上，几乎找不到什么必要的理由。

如果宫口开全了，胎膜包着胎头下降、娩出，这是良好的现象。有的助产书上说，宫口开全一个小时后胎膜还没有破裂要行人工破膜术，然而这可能并无必要，因为胎膜并不会妨碍胎儿的下降、娩出。现在在医院分娩几乎看不到完整的胎膜了，因为在宫口开大的过程中进行的有意或无意的检查会使胎膜被破坏。

三、关于自由体位分娩

自由体位分娩指产妇在感到舒适的体位分娩。传统的平卧位分娩不利于产妇用力，会增加胎儿缺氧风险，已逐渐被淘汰。产妇可于侧卧、坐式、手膝俯卧等体位分娩，有条件的医院也可让产妇在水中分娩。

（一）接产体位

以产妇感觉舒适为准，可在产妇选择的体位接产。

1. 侧卧位分娩接产

产妇采取左侧卧位，床头抬高50°。产妇左腿伸直，右腿屈膝屈髋，右足部支撑于左侧大腿上，或产妇手抱住左侧的腿靠近身体，这样产妇较省力，会阴较松弛。

2. 手膝俯卧位（跪趴位）接产

产妇双膝跪趴在产床上，上身有枕头或分娩球支撑。助产士站在产妇两腿间，正台接产。该体位会增大骨盆出口平面，有利于保护会阴和娩出胎儿，是一个良好的分娩体位（见图3-4）。

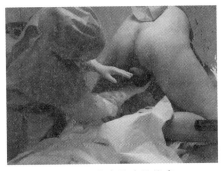

图3-4 手膝俯卧位接产

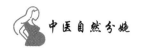

（二）接产方法

1. 徒手接产

是一种用手接触胎儿的接产方法。目前多采用单手控制胎头接产法。当胎头拨露4~5cm时，产妇阴唇后联合紧张，助产士在产妇宫缩时用手掌心适度顶住胎头，适当控制，指导产妇在宫缩时主动向下屏气用力，使会阴缓慢扩张。在宫缩间歇期，助产士手放松。当胎头着冠时，会阴极度伸展，有宫缩时嘱产妇张口哈气解除腹压，使胎头缓慢娩出，以防会阴裂伤。

2. 无接触接产

接受过孕期教育的产妇，能够很好地控制呼吸节奏，可以采用无接触接产的自然分娩方式。在产妇感觉舒适的体位分娩，推荐手膝俯卧位或金刚坐位。这两个体位骨盆更宽大，胎儿的方向也更符合生理产道的曲线，容易娩出，并且会阴组织相对松弛，不容易撕裂。在助产士的观察监护下，让胎儿自然地娩出。助产士的手不接触会阴，也不接触胎儿。该方法就是回归到传统中医的接产方法，倡导水到渠成，不去勉强。该方法也称无创接产，对产妇和胎儿都有保护作用，可减轻产妇会阴损伤，也可减轻新生儿产伤（见图3-5）。

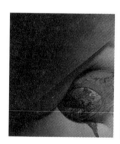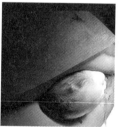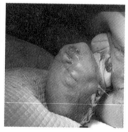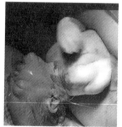

图3-5 侧卧位无接触接产

（三）接产要点

接产的关键是指导产妇放松地呼吸，使胎头在宫缩时缓慢地、自然地通过阴道口。

胎头娩出后，待胎头自然复位、外旋转，不要急于娩出胎肩，应耐心等待下一次宫缩，让胎肩在宫缩的推动下自然慢慢娩出。产妇取侧卧位和手膝俯卧位分娩时，后肩多从会阴前缘先娩出，然后前肩从耻骨弓下后娩出。双肩娩出后，助产士双手扶持胎体及下肢以侧位娩出，随后整个胎儿顺利娩出。中医书中并没有记录如何娩肩，但是也没有记录拉胎儿，只是强调要候时，到时小儿自会钻出。可见分娩过程应是没有人力牵拉的，只是宫缩推动胎儿娩出。如果一次宫缩后胎肩没有娩出，建议让产妇取手膝俯卧位，等待第二次宫缩。产妇取手膝俯卧位会增大骨盆径线，有利于胎儿顺利娩出。这在肩难产处理中也称为加斯金方法。等待娩肩和应用手膝俯卧位有助于预防和处理肩难产，减少新生儿产伤。

（四）产后处理

胎儿娩出后立即记录娩出时间，报告新生儿性别，并在产妇臀下放一聚血器接血，以测量出血量。

产妇肌内注射缩宫素10U，可预防产后出血。这是目前医院内常规的产后缩宫素的使用方法。

中医有产后用药措施，如饮用生化汤等帮助子宫恢复，排出瘀血。

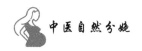

第四节　晚断脐、早接触、早吸吮

胎儿娩出后，等待脐带的搏动消失后，再用无菌剪刀断脐，称为晚断脐。也可等待胎盘全部娩出后再处理。晚断脐的过程中会有超过100mL的血液自胎盘传输给胎儿，称为胎盘向新生儿输血。

一、新生儿早期基本保健

新生儿娩出后，助产士报告新生儿出生时间（时、分、秒）和性别，并立即快速评估4项指标（足月、羊水、呼吸、肌张力）。若有1项为"否"，则实施新生儿复苏；若均为正常，无须常规进行口鼻吸引清理呼吸道，应立即将新生儿以仰卧位置于产妇腹部的干毛巾上，并在5秒钟内擦干新生儿，擦干顺序为眼睛、面部、头、躯干、四肢，再于侧卧位擦干背部。要在20~30秒钟内完成擦干动作，并彻底擦干。同时在擦干过程中要注意快速评估新生儿的呼吸状况。若新生儿有呼吸或哭声，可撤除湿毛巾，将新生儿置于俯卧位，且头偏向一侧放在产妇的身上，开始母婴皮肤接触（skin-to-skin contact，SSC）。然后取另一清洁的、已预热的干毛巾遮盖新生儿身体，并为新生儿戴上帽子。出生后1分钟根据新生儿肌张力、脉搏、皱眉动作（指对刺激的反应）、外貌（肤色）、呼吸5项指标进行阿普加评分，8~10分为正常。应保持新生儿与母亲持续SSC。

二、脐带处理

等待脐带停止搏动后，可在早接触的同时处理脐带，也可在更晚的时间处理脐带，应根据个体情况而定。如果脐带很粗大伴水肿，应查看脐带根部有无突出的肠管（脐疝）（见图3-6）。还可以延迟到24小时之后或更长时间再处理脐带，此时脐带会脱水变软，容易结扎并且不会出血。

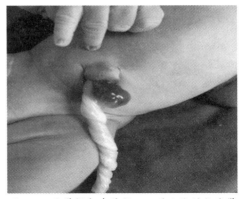

图3-6 脐带根部有异物，不要立即结扎脐带

等待脐带搏动停止后（出生后1~3分钟或更长时间）结扎脐带，需要2把无菌止血钳。其中一把无菌止血钳在距脐带根部2cm处夹住脐带，另一把无菌止血钳头端套结扎脐带用的气门芯，在距脐带根部5cm处夹住脐带，并用无菌剪刀在5cm处断脐，然后牵拉气门芯上的丝线，将气门芯套扎在脐带断端。

可以不必在脐带断端使用任何消毒剂，也不必包扎脐带断端，应暴露在空气中，保持脐带断端清洁和干燥，以促进脐带断端脱落。

三、新生儿窒息抢救时仍然要晚断脐

通常情况下，新生儿娩出后呼吸会很快建立，皮肤呈粉红色，四肢张力好；少数情况下，呼吸建立有几秒钟的延迟，肌张力低，这时候会评估为轻度或重度的窒息。在目前医院的抢救流程中，一般会要求切断新生儿脐带并转移到抢救台上抢救。但是有许多专家呼吁，保留脐带不切断的情况下在床边直接对新生儿进行抢救，这样有利于新生儿仍然接受来自胎盘的循环支持，有利于新生儿呼吸建立，提高复苏成功率。

《景岳全书》中记载："凡产母分娩艰难，劳伤胎气，多有儿虽脱胞而乏力垂危，或已死者，切不可便断脐带，当急用大纸捻蘸香油，于脐带上往来烧断之，取其阳气以续胎元，俄顷，儿得啼声，即已活矣，且可免胃寒泄泻之病。凡见此者，若以刀断脐带，则子母皆多难保。""凡烧带之法，惟素多阳虚及产时气脱者，最宜用之，以助阳气。若母气阳强，或儿声洪亮者，皆不宜用，恐火从脐入，日后致生热毒，则反为害不小。"

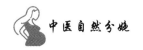

案例三

　　一个孕期才27周多的孕妇早产了，医院认为该早产儿存活的希望不大，于是医生就将该早产儿和胎盘（连在一起）一起交给了家属。当时孩子还有一口气，家人也就抱回家了。3天后，家属问我该怎么办，我就让他们在家里断脐带。孩子出生第9天的时候有点发热，家属又给我打了通电话，我就联系医院让孩子住院了。最后孩子在医院住了4周，竟然活了下来，也没有后遗症。

四、胎盘娩出

　　一般胎盘在半小时内会自动剥离排出。

（一）检查子宫收缩情况

　　子宫底上升，子宫体变硬呈球形，子宫边界清楚，提示子宫收缩正常；反之，则提示子宫收缩不良。

（二）检查胎盘是否剥离

　　用手触摸产妇腹壁，子宫体变硬、升高，阴道口外露的脐带自行下降伴少量阴道流血，下压耻骨联合上方脐带不回缩，提示胎盘剥离。

（三）协助胎盘娩出

　　确认胎盘完全剥离后，助产士右手轻轻牵拉脐带，左手按压产妇子宫体并轻柔地反向上推对抗右手牵拉力。当胎盘下降到阴道口时，助产士双手捧住胎盘边向一个方向旋转并轻轻向外牵拉，以协助胎盘、胎膜完整排出。若发现胎膜部分断裂，用止血钳夹住断裂上段的胎膜，继续向原方向旋转并轻轻向外牵拉，直至胎膜完全排出。

（四）检查胎盘、胎膜是否完整

　　展平胎盘，先检查胎盘母体面上的胎膜小叶是否完整。若疑有胎盘小叶缺失，可从胎盘的脐静脉注入牛乳。若见牛乳溢出胎盘母体面，则溢出部分为胎盘缺损部位。再检查胎盘子体面边缘有无断裂的血管，若有断裂的血管，则提示子宫腔内残留有副胎盘（副胎盘是与正常胎盘相距2cm以上，并与正常胎有血管和胎膜相连的胎盘组织）。然后再牵拉脐带提起胎盘，检查胎膜是否完整。若有大块胎膜、胎盘组织或副胎盘残留在宫腔内，应报告医师处理，并及时、详细地记录胎盘娩出的时间、方式，胎盘的大小、重量，以及脐带长度。

五、莲花分娩法

莲花分娩法指胎盘娩出后不切断脐带的分娩方式，即新生儿出生后不剪断新生儿与母体连接的脐带，即使胎盘娩出后也不切断，直到脐带从新生儿脐根部自然脱离。莲花分娩法拥有晚断脐所带来的益处，这个过程最长能持续10天，其间母亲不仅与孩子形影不离，还要随身带着脐带和胎盘。据观察，用这种方式出生的孩子安静不哭闹、健康少患病，脐带脱离也很干净、无污染（见图3-7）。

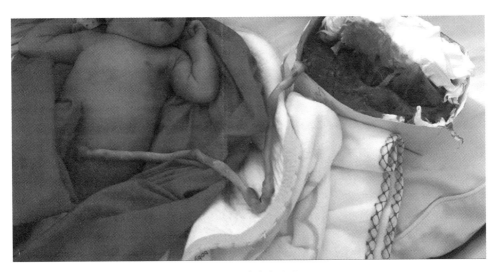

图3-7 莲花分娩法

（一）生理性第三产程

在医院分娩时，产后到胎盘娩出的时间规定为半小时，如果产妇没有成功娩出，助产士会试图按摩产妇子宫和牵拉脐带，以加快娩出胎盘。所以，半小时内能娩出胎盘是通过人为的干预加快了胎盘娩出的速度。

如果等待胎盘自然娩出，可能会需要1~2小时或更长时间。对于宫缩良好的

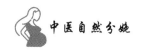

产妇，如无出血、腹痛和其他不适的情况，可适当延长时间，等待胎盘自然排出，这是生理性的过程。如果产妇有出血多的情况，则需要进行处理。

（二）胎盘处理和脐带处理

用莲花分娩法让胎盘娩出后，应将胎盘清洗干净并放置在清洁的容器中，可以撒些茶叶、迷迭香等在胎盘表面。在世界上的某些地区或某些部落中，人们相信胎盘中仍然有着自然的灵魂，将其放在孩子身边会给孩子带来平静安宁，可以护佑孩子。确实，晚断脐的宝宝，特别是以莲花分娩法分娩的宝宝，往往会很安静易养。孩子在出生后放置在母亲胸前的时候会舔几下母亲的乳头，然后就安静地入睡，偶尔睁一会儿眼又睡了，能睡很长时间。然后第二天，孩子会精力十足地开始吃奶，且力气很大。

莲花分娩法采取不断开脐带的措施是安全的，且不用担心感染。新生儿可以带着胎盘一直到脐带从婴儿脐窝自然脱离，这个过程只要保持干燥就好，不需要特殊处理，也不需要消毒。

如果要结扎脐带，可以等几个小时后脐带脱水，这样更容易处理，处理时也不会出血。

医院常规的处理是在产后脐带的搏动消失后立即进行结扎剪断，这时，因为脐带里面的血管还没有完全闭合，所以需要用线结扎，然后再用无菌的剪刀切断脐带。

留置脐带的长度越长越安全，建议长度为5~6cm或更长。从胎盘侧剪断脐带也是可以的。脐带在脱水后就只有胶质成分，可以清晰地看到里面的血管。

第五节 水中分娩

产妇在分娩发动后，进入特制的分娩池中，这种让产妇在水中待产及分娩，使新生儿在水中出生的方式叫作水中分娩。在条件具备并且工作人员具有开展水中分娩能力时，可以允许产妇水中分娩。

一、目的

（一）减轻母亲产痛

温水可以使产妇放松，减轻疼痛，故产妇在水中分娩的舒适度和移动性更好，有较好的镇痛作用。

（二）促进自然分娩，减少母亲产道损伤，有更好的母子结局

温水可以使产妇体内的儿茶酚胺释放减少，改善子宫灌注，促进内源性缩宫素的释放和节律性宫缩，使分娩自然进展，并能减少胎儿宫内缺氧的情况。温水还可使身体组织变软，容受性增加，有利于会阴及产道的伸展，减少会阴裂伤。

二、适应证和禁忌证

（一）适应证

符合阴道分娩的指征。

（二）禁忌证

第一，分娩期阴道出血量多、前置胎盘、胎盘早剥者。

第二，4小时内使用过麻醉药物或进行了硬膜外麻醉者。

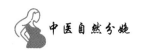

第三，产妇有合并症如子痫前期及心脏病，需要持续药物降压或治疗者；有传染性疾病包括疱疹、皮肤感染、乙型肝炎病毒（hepatitis B virus，HBV）感染者；体温大于37.5℃或可疑母体感染者；移动困难和骨骼受损者；顺从性差者；精神异常、自控能力差者；酗酒和吸毒者。

第四，胎心基线异常、胎儿窘迫、多胎妊娠、头盆不称或胎位不正（如横位、面先露）等不能经阴道分娩者。

三、方法

（一）产妇准备

产妇入水前应行阴道检查排除头盆不称，了解胎方位和羊水情况。入水前还需测量产妇体温，嘱其沐浴清洁，不必常规清洁灌肠，不需要剃除阴毛。签订水中分娩知情同意书，并向产妇及家属解释水中分娩的过程及可能发生的并发症。

（二）环境准备

水温推荐35℃~37℃，分娩期可适当降低至32℃~33℃。过高的温度（>38℃）可引起产妇体内温度升高，胎儿体温也会随之升高，导致胎儿代谢率和氧需要量增加，胎儿心动过速，易被诊断为胎儿窘迫。同时，温度过高会使产妇体表血流增加，可能导致胎盘灌注不良。水的深度：通常水深达产妇胸部，没过腹部为宜。但如果产妇选择更深一些或更浅些，也可以根据产妇需求提供。水的清洁度需符合地方医院关于感染控制的标准，达到国家水中运动项目水质标准。室温宜为22℃~28℃，不宜太高以避免产妇脱水。分娩池可根据情况选择不同类型和不同材质的浴盆、浴缸，不需要带有按摩功能和高压水流的特殊按摩浴缸。（见图3-8）

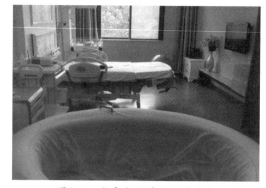

图3-8 水中分娩前的环境准备

（三）工作人员准备

穿普通工作服，戴好长袖防水手套，做好自身防护，并准备胎心监护仪及婴儿用品等。

（四）注意事项

一般在产妇宫口开至4~7cm时入水，或在产妇感到疼痛不适难以耐受时入水。入水前测量产妇体温，提供产妇体温的基准，并每小时监测1次水温、体温及室温，根据产妇需要调整水温。一旦体温超过37.5℃可考虑出水降温。如果入水后2小时没有出现分娩的表现，或产妇感到过热或其他不适，可随时出水，休息片刻后再次入水。

入水后鼓励产妇多饮低温果汁或蜂蜜水等，有利于加强营养、补充水分。每次宫缩后都喝几口，1小时至少饮用1L。

产妇在水中采取自由体位，根据需要自我调节，工作人员可适当协助。

入水后每隔10~15分钟或每次宫缩后，应用多普勒胎心仪听诊1次。

阴道检查仅在必要时进行，如胎心异常或不能明确产程进展情况时，或4小时后没有出现分娩的征象时，建议出水后按常规操作。

第二产程随产妇的意愿自主地用力，不必指导产妇屏气用力。

视会阴情况决定是否要控制胎头娩出速度。大部分情况下，胎头在宫缩推动和产妇自主用力下，会阴能逐渐扩张使胎头自然娩出。

胎儿娩出后，全身浸没于水中，这时新生儿并不开始呼吸，可睁眼并有自主运动，会有吞咽动作。在1分钟左右，将新生儿慢慢托出水面，观察新生儿呼吸建立过程，然后自新生儿腋下轻轻抱起并将其放至母亲胸腹部。这是预防脐带牵拉和断裂的一个重要步骤。其间不要钳夹脐带，等待胎盘自然娩出。若产妇无阴道出血，可继续在水中等待胎盘自然娩出，也可以出水到床上处理。（见图3-9）

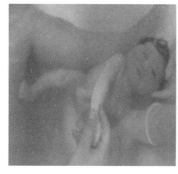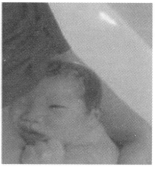

图3-9　水中分娩新生儿

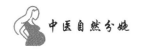
第六节 疾病状态下顺产

许多有高危因素的产妇，也可以正常分娩，世界卫生组织发布的《正常分娩指南》也适用于这些产妇。在排除需要紧急剖宫产和不能经阴道分娩的情况后，大部分有轻度疾病状态的产妇，经过良好的管理后可以顺产。在治疗方面，目前医院多以西药治疗为主，而西药的主要作用是控制症状。应从中医角度重新考量病机、病理，从病人体质、饮食等各方面入手调理，改善孕妇体质，尽可能地延长孕周以保全胎儿。本书给出的部分治疗建议，是否有效果全靠实践验证，也有待于同行的更多努力。

一、绝对剖宫产的指征

包括（但不限于）子宫破裂、横位胎儿、无法倒转胎位、忽略性横位胎儿、骨盆狭窄致胎头不能通过和顺利下降、完全性前置胎盘、前置胎盘伴大出血、胎盘早剥、严重心脏病、严重高血压，以及其他紧急情况如胎儿缺氧而宫口没有开全、脐带脱垂而宫口没有开全等。

二、妊娠合并糖尿病

（一）分娩方式

1. 鼓励产妇阴道分娩

妊娠合并糖尿病本身不是剖宫产指征，应综合考虑产妇、胎儿情况选择适合产妇的分娩方式。

2. 剖宫产指征

如糖尿病病情严重同时合并其他产科指征不能阴道分娩者，应采用剖宫产分娩。选择剖宫产时应尽可能推迟终止妊娠的时间，同时保障胎儿宫内安全。可等待至接近预产期才行剖宫产。

（二）西医治疗

第一，应用促进胰岛素分泌的药物，包括磺酰脲类和格列奈类药物。

第二，应用胰岛素增敏剂，包括双胍类和格列酮类药物。

第三，应用抑制肠道中碳水化合物吸收类制剂，包括α-葡萄糖苷酶抑制剂。

第四，注射外源性胰岛素。

（三）生活方式调理

1. 饮食管理

通过清淡饮食，同时忌生冷、辛辣、油腻等食物，减轻脾胃负担。

2. 适当运动，调理情志

通过禁忌或节制烟酒、五荤、房事，以及调理情志等来减少身体消耗的能量；通过练习传统功法（如太极拳等）和保持良好起居习惯来保养和调节身体机能。

这些方式都属于"开源节流"，是恢复脾胃功能之正途，是治疗本病最重要的一环，也是预防很多疾病的基础方法。

（四）中医治疗

1. 病因

糖尿病是一种内脏代谢功能紊乱症。从中医理论看，糖的代谢与脾胃有关，因为脾胃属土，土之味甘，胃主纳食，脾司运化，中气斡旋，升清降浊，人体内部方能除旧布新，所以中医理论又认为脾胃是人体的后天之本（先天之本在肾）。脾主统血，脾经与心经相接，脾的动力一部分来自肝肾的上升之力，另一部分来自饮食转化的能量，即脾能把来自饮食的糖转化为能量输送到血液中，变成人体的动力，就像把煤烧成火，把水蒸成气，把气转成动力，这一点与西

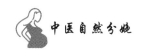

方发明的蒸汽机的原理很相似。现在很多人因为脾的运化功能下降了，所以糖不能正常运化为能量，反而停留在血液中，成了血液的负担。这时抽血检查显示血糖水平就会升高，会出现糖尿病。中医经典著作《黄帝内经》中有论述："帝曰：有病口甘者，病名为何？何以得之？岐伯曰：此五气之溢也，名曰脾瘅。夫五味入口，藏于胃，脾为之行其精气，津液在脾，故令人口甘也，此肥美之所发也，此人必数食甘美而多肥也，肥者令人内热，甘者令人中满，故其气上溢，转为消渴。治之以兰，除陈气也。"《景岳全书》中也有论述："……消渴虽有数者之不同，其为病之肇端则皆膏粱肥甘之变，酒色劳伤之过，皆富贵人病之，而贫贱者鲜有也。"

2. 中医治疗

中医称糖尿病为"消渴症"，认为造成此病的根本原因是脾的升清功能的减弱而导致脾气不升。

肾气不升往往是因为肾阳不足，早期的糖尿病没有波及中焦，故用八味肾气丸会有效果。八味肾气丸是温补肾阳的妙药。

若波及中焦，可以合用附子理中丸。附子理中丸是温补脾阳的药方。

注意：所有治疗方法或用药方法都需孕产妇向医生咨询、问诊后才能使用。

三、妊娠合并高血压

（一）分娩方式

1. 阴道分娩

患轻度子痫前期的产妇可等待至孕期37周以后进行分娩，首选阴道分娩。分娩过程中，应用硫酸镁预防抽搐发作，应用拉贝洛尔等降压。

2. 剖宫产

患重度子痫前期及子痫的产妇选用哪种分娩方式最优，尚无定论。是选择阴道分娩，还是剖宫产分娩，应当根据每个产妇的具体情况而决定。溶血肝功能异常血小板减少综合征患者可酌情放宽剖宫产指征。孕期小于32周的产妇出现溶血肝功能异常血小板减少综合征时，需要在三级医院谨慎地进行保守治疗。

（二）西医治疗

妊娠合并高血压治疗的目的是控制病情、延长孕周，治疗时还需综合考虑孕周、疾病的严重程度及治疗效果。治疗方法是缓解病情，为胎儿成熟赢得时间。应根据病情严重程度，制订个体化治疗方案，以休息、镇静、监测母胎情况为治疗原则。患子痫前期的产妇应进行降压治疗，观察母胎情况，适时终止妊娠。患子痫的产妇应控制抽搐，待病情稳定后终止妊娠。

（三）生活方式调理

在高血压的治疗中，正确辨证用药是一方面，而能够改正不良习惯，才是真正符合中医养生之道，也是能够保证疾病治愈后不再复发的关键。所以我们一再强调，"养生比治病更重要，观念比治疗更有效"。

1. 运动方案

运动可以增加机体供氧，改善血液循环。以散步、瑜伽、太极等中等活动量的运动为主，每天至少半小时，逐渐适应后增加活动量。以产妇自感心率稍快、手脚温热，但仍然可以正常说话为控制标准。

有水肿者可增加下肢抬高的运动体式，如猫牛式的后抬腿运动，也可应用椅子辅助抬高下肢。

2. 饮食方案

建议以植物性蛋白为主要食物蛋白来源。根据自身喜好制订饮食方案。食物种类可增加千张、芝麻酱等富含钙、维生素、不饱和脂肪酸的食物。很多人认为主食会升高血糖，但是主食、面食容易消化，对脾胃的负担轻，能很快转化为身体的能量，所以更容易控制体重和血糖，对稳定血压亦有益。

3. 调理情志，放松训练

产妇可多进行呼吸放松训练、冥想、与胎儿连接沟通。可以打坐放松为主要训练形式，每天1~2次，可在早晨和下午时间进行，或按产妇自感舒适的时间，例如在胎动活跃的时间进行。

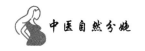

（四）中医治疗

1. 高血压的总论

高血压为西医病名，西医以指标定病名，不明其理，罕中病机。治疗则或扩张血管，或利尿减血，虽一时缓解，但也一定程度上破坏血管弹性，损害了心肾功能。

在中医理论中，此病为阳不能入阴或阴不能出阳所致，也即阴阳不和之病，和之则愈。阳不能入阴，则气血浮散于外，故舒张压升高；阴不能出阳，则气血沉敛于内，故收缩压升高。

阳不能入阴，或为在上之阴虚不能敛阳降入（阳明不合），可以采用白虎汤、泻心汤、麦门冬汤进行治疗；或为在下之阴盛格阳于外（太阴不开），可以采用理中汤、四逆汤、真武汤进行治疗；或为在下之阴阳两（精）虚不能摄阳入内（相火不位），可以采用肾气丸、小柴胡汤进行治疗。

阴不能出阳，或为在下之阳虚不能载阴升出（厥阴不合），可以采用当归四逆汤、吴茱萸汤、乌梅丸进行治疗；或为在外之阴盛格阳于内（太阳不开），可以采用桂枝麻黄汤、小青龙汤进行治疗；或为在上之阴阳两（血）虚不能引阴出外（君火不明），可以采用黄连阿胶汤、酸枣仁汤、炙甘草汤进行治疗。

2. 妊娠合并高血压的发病机制

妊娠合并高血压的发病机制已有很多学说涉及。近年来，国际上提出了子痫前期发病机制的"两阶段学说"，核心内容包括：第一阶段，在孕早期，由于免疫、遗传、内皮细胞功能紊乱等因素可造成子宫螺旋动脉滋养细胞重铸障碍，滋养细胞缺血导致侵袭力减弱，造成"胎盘浅着床"，出现血流紊乱，致使子宫、胎盘灌注不足，功能下降；第二阶段，孕中晚期缺血、缺氧致胎盘局部应激反应，诱发内皮细胞损伤，导致释放大量炎症因子，形成炎症级联反应和过度炎症反应，从而引起子痫前期、子痫的各种临床症状。从中医角度讲，妊娠合并高血压属于"血瘀"等范畴，其主要发病与涩滞不畅、气血亏虚、气滞血瘀等有关，所以治疗主要以活血化瘀、通经络、宁心养身为主。

（1）茯苓导水汤。《医宗金鉴》曰：

"妊娠肿满与子气，水气湿邪脾肺间，水气浸胎喘难卧，湿气伤胎胀难堪。均宜茯苓导水治，香瓜槟腹四苓攒，桑砂苏陈胀加枳，腿脚防己喘葶添。

"（注）妊娠水肿胀满，子气，皱脚，脆脚等证，皆由水气湿邪，伤于脾肺为病也。若水气盛而浸胎，则必喘而难卧；若湿气盛而伤胎，则胀满难堪。皆宜用茯苓导水汤治之，方用木香、木瓜、槟榔、大腹皮、白术、茯苓、猪苓、泽泻、桑皮、砂仁、苏叶、陈皮，以和脾肺而利水湿。胀甚者，加枳壳以破结；腿脚肿者，加防己以利下湿；喘者，加苦葶苈以泄上水也。"

（2）羚羊角散、钩藤汤。《医宗金鉴》曰：

"暴仆抽搐不识人，须臾自醒子痫名。羚羊角散防独杏，五加枣草薏苡仁，茯苓木香羚羊角，抽搐钩藤汤寄生，人参茯神归桔梗，口㖞肢废中风成。

"（注）孕妇忽然颠仆抽搐，不省人事，须臾自醒，少顷复如好人，谓之子痫。乃肝、心二经风热所致，宜用羚羊角散，即防风、独活、杏仁、酸枣仁、五加皮、甘草、薏苡仁、茯苓、木香、羚羊角也。抽搐甚者，用钩藤汤，乃钩藤、桑寄生、人参、茯神、当归、桔梗也。若口眼㖞斜，半身不遂，则已成中风废证，当参风门治之。"

四、妊娠合并肝炎

（一）分娩方式

妊娠合并肝炎、没有剖宫产指征的产妇应争取顺产。

阴道分娩时往往不需要常规会阴侧切，这样能减少会阴的损伤，也有利于预防肝炎传播。

（二）治疗方法

第一，合并病毒性肝炎时应用抗病毒药物。

第二，合并药物中毒性肝炎时及时停药。

第三，合并脂肪肝时需控制饮食，吃易消化食物，忌生冷、油腻食物。

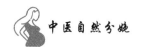

（三）生活方式调理

可参考妊娠合并高血压时的生活方式调理。

第一，戒酒，特别是患有脂肪肝和酒精中毒者。

第二，饮食应以新鲜清淡、低油低糖为原则。多吃蔬菜水果。

（四）新生儿照顾

鼓励母乳喂养。母乳喂养不会增加产后母婴传播率。患有慢性乙型病毒性肝炎（HBsAg阳性）的产妇，也可鼓励母乳喂养婴儿；乙型肝炎e抗原（HbeAg）阳性的产妇在婴儿正规注射疫苗后，也可选择母乳喂养；即使HBV-DNA≥1×10^6IU/mL的产妇，仍可慎重地选择母乳喂养。这是因为母乳中HBV-DNA含量明显低于血清，并且人类肠黏膜中存在乙型肝炎表面抗原抑制物，能灭活进入十二指肠的乙型肝炎表面抗原。

五、妊娠合并贫血

人类普遍铁元素摄入不足，且妊娠分娩还会加速铁的丢失。当产妇的血红蛋白水平低于110g/L时，称为妊娠合并贫血。

（一）分娩方式

此类产妇首选阴道分娩，因为顺产的失血量明显少于剖宫产分娩。产妇患有严重贫血并低于60g/L时，可能需要输血，应按医嘱进行。产程中，应加强营养支持，保存产妇体力。

（二）治疗方法

口服补铁为首选的方法。口服铁剂可选用生血宁片、多糖铁复合物胶囊、硫酸亚铁片、富马酸亚铁片、柠檬酸铁铵等。生血宁片的吸收率高于非血红素铁剂，是国家药品监督管理局批准的唯一有生殖毒理学实验的围生期防治贫血药物。准备怀孕至孕期16周的用量为每次2片，每天1次；怀孕16周至产后42天的用量为每次2片，每天3次。

（三）生活方式调理

多吃蔬菜、粗粮、杂粮等。适当活动，增加日晒时间。

六、妊娠合并甲状腺功能亢进（甲亢）

（一）分娩方式

妊娠合并甲亢产妇在用药控制后病情稳定的，可采用阴道分娩。

（二）生活方式调理

参照妊娠合并高血压的生活方式调理的内容。

特别要注意情志调理。

（三）新生儿照顾

产后第4~5天应复查新生儿甲状腺功能。新生儿可出现甲减（甲状腺功能减退）或甲亢，多数新生儿甲亢是暂时的。产妇停用抗甲状腺药物后，新生儿甲亢症状可持续至产后1~5个月。

进行母乳喂养的，哺乳期母亲使用丙基硫氧嘧啶（PTU）150mg/d对婴儿的脑发育一般没有明显影响，但是应当监测婴儿的甲状腺功能。使用甲巯咪唑（MMI）20~30mg/d对哺乳期的母亲及婴儿来说是安全的。母亲应该在哺乳完毕后服药，间隔3小时之后再进行下一次哺乳，这样药物对婴儿影响最小。

七、妊娠合并甲状腺功能减退（甲减）

（一）分娩方式

妊娠合并甲减的产妇仍然能进行正常阴道分娩。

（二）治疗方法

妊娠合并甲减包括促甲状腺激素（TSH）高于孕期范围且游离甲状腺素（FT_4）降低者及TSH>10.0mIU/L者（不管FT_4水平高不高）。

患有甲状腺功能减退的孕妇可口服左旋甲状腺素治疗。妊娠期单纯低甲状腺素血症孕妇无须治疗。接受左旋甲状腺素治疗的孕妇应在妊娠的前20周内每4周检查1次TSH水平，孕期26~32周的孕妇至少监测1次TSH水平。

（三）新生儿照顾

新生儿出生后应注意保暖，注意有无低血糖，观察有无先天性甲减的表现。出生后2~7天取足跟血筛查TSH水平。新生儿可以进行正常母乳喂养，母亲服

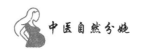

用优甲乐一般对新生儿影响不是太大，但要注意定期复查，保证甲状腺功能处于正常的范围之内，不然就有可能影响新生儿。

八、高度近视的产妇的分娩方式

高度近视的产妇仍然能够顺利完成分娩，高度近视的产妇所面临的风险是指在分娩过程中因用力可能会造成视网膜剥离等问题。这种风险产妇在日常生活中也要注意，例如要避免便秘、举起重物等。提倡产妇采用自由体位分娩，不要过度地屏气用力，因为自由体位有利于胎儿的下降娩出，而过度屏气会增加产妇视网膜充血。上述情况在正常产妇中也会出现，应注意避免。

采取温柔的用力方式，等待宫口开全后，再等待一段时间，等胎头下降到盆底见到胎头后再用力（不自主地用力）。要随着宫缩用力，先吸气，鼓起肚子，然后慢慢吐气。

可以采用水中分娩方式分娩。因为水的温度和按摩作用有助于放松产妇肌肉，使宫口扩张更容易，并减少会阴撕裂。

九、妊娠合并急性阑尾炎

（一）治疗方法

产妇妊娠期出现腹痛不适时要及时就诊，并通过B超确诊是否患阑尾炎。

阑尾炎轻症，产妇可用中药治疗。但有穿孔危险时要及时手术，以防穿孔造成急性腹膜炎，危及母子生命。术后根据情况应用保胎药物，可继续妊娠至足月分娩。

十、妊娠合并子宫肌瘤

（一）分娩方式

子宫肌瘤一般不影响产妇分娩，此类产妇首选阴道分娩。如果肌瘤生长在宫颈部位，妨碍了胎头下降，可以选择剖宫产，但不必提前施行，要等待分娩自然发动。临产后，如果胎头不能下降，再行剖宫产。剖宫产手术时一般不提倡在术中同时切除肌瘤，因为妊娠子宫充血明显，此时切除肌瘤有可能会导致出血较多。产后哺乳期间，肌瘤有可能会缩小。

（二）治疗方法

子宫肌瘤非常常见，大约30%的妇女患有子宫肌瘤，一般不影响健康，不需要治疗。

年轻女性如果患有子宫肌瘤，建议及早生子，不建议行肌瘤手术。因为肌瘤手术后怀孕反而会增加风险。

如果在妊娠过程中肌瘤出现坏死、红色样变，会发生急性腹痛，要马上进行急症手术。

对于子宫肌瘤，可以选择中医进行保守治疗。

十一、前置胎盘

（一）部分性前置胎盘

前置胎盘指胎盘附着于子宫下段，靠近宫颈内口。如果是部分性前置胎盘，产妇还是有机会顺产的。

（二）完全性前置胎盘

即使是完全性前置胎盘也要尽可能延长孕周，以提高胎儿的成熟度，不要提前行剖宫产。

（三）生活方式调理

建议孕产妇多吃蔬菜，多晒太阳，让自己体质更好。每天和宝宝交流，让宝宝有一个安全的生长环境。

十二、瘢痕子宫再次妊娠、分娩

我国的剖宫产率远高于世界卫生组织推荐的剖宫产率上限，同时随着育龄妇女腹腔镜子宫肌瘤切除术的广泛开展，瘢痕子宫妊娠率逐年增多，这也导致了很多相关问题。例如瘢痕部位妊娠行人工流产时出现严重出血、瘢痕部位胎盘植入、子宫破裂等，日益成为产科医生临床所面临的十分棘手的问题。

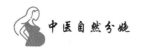

瘢痕子宫再次妊娠的产妇是应该选择经阴道分娩还是再次剖宫产，一直是备受争论的问题。瘢痕子宫再次妊娠的产妇若选择经阴道分娩，会增加子宫破裂危险性、围生儿死亡率及子宫切除率，同时瘢痕子宫是导致产后出血的重要因素。不论选择何种分娩方式，母婴安全是最重要的前提。

（一）阴道分娩适应证

一是上次剖宫产术式为子宫下段横切口，术中无切口撕裂，切口最好采用双层缝合，且术后切口愈合好、无感染。

二是上次剖宫产指征不存在及未出现新的剖宫产手术指征。

三是无严重的妊娠并发症，无其他不适于阴道分娩的内外科合并症。

四是超声提示子宫下段前壁完好无损，无瘢痕缺陷。

五是此次妊娠距上次剖宫产时间已超过2年。

六是产妇愿意接受阴道试产并了解阴道分娩和再次剖宫产的利弊，且已征得产妇及其家属同意。

七是临产时宫颈条件成熟，胎先露位置低，自然宫缩顺利出现者。

八是有较好的医疗监护设备，具备随时手术、输血和抢救的条件。

（二）阴道分娩禁忌证

一是上次剖宫产术式为古典式子宫切口、"T"形子宫切口、子宫下段纵切口或切口不详者。

二是上次剖宫产指征依然存在或本次妊娠存在明显的剖宫产指征。

三是有不适于阴道分娩的内外科合并症或产科并发症。

四是上次虽为子宫下段剖宫产但切口有撕裂伤、愈合欠佳，术后有感染史或有子宫破裂史。

五是产妇及其家属拒绝阴道试产。

（三）产时处理

对于有剖宫产史的产妇，如果上次剖宫产的指征已不存在，没有其他高危因素，且为子宫下段横切口，符合阴道试产的条件，应给予阴道试产的机会。

试产前应常规检查血型、备血、做好皮试等，并保证手术人员随时到位。

在产程中应严密监测母婴状况，采取连续胎心监护，警惕子宫破裂的征象。如在分娩过程中出现胎心监护仪显示可疑图形、胎儿心动过缓、产妇低血压、阴道出血、腹痛加重、胎先露位置升高、子宫破裂先兆等情况，应及时行剖宫产终止妊娠。

关于产程中能否使用无痛分娩的问题，有人认为无痛分娩可能会掩盖子宫破裂的症状，应慎重使用。

瘢痕子宫也可选择水中分娩。进行水中分娩前应签署知情同意书，分娩时如有异常情况随时出水。

应用缩宫素引产或加强宫缩会增加子宫破裂的危险。

瘢痕的厚度在各种文献中表述不一，对判断子宫是否会破裂指导意义不大。

（四）增加成功的因素

首先，产妇要有信心，相信剖宫产术后再次妊娠可以进行顺产，相信大多数情况下是安全的。足月自然发动宫缩，是最重要的因素。分娩过程中要保持自由体位活动，加强饮食支持。剖宫产术后再次妊娠顺产的产程与其他顺产的产程并无特殊之处。

（五）导致失败的因素

产妇缺乏信心，存在恐惧、紧张心理；没有等待自然发动宫缩，而应用缩宫素催产、引产；产妇有多次妊娠史、引产史；肥胖产妇，胎儿过大；等等。

十三、骨盆狭窄

实际上，真正骨盆狭窄致难产的情况极少见，本书将不赘述骨盆结构。现代的很多助产机构已不再常规测量骨盆。对于发育正常的个体，骨盆应当正常，并且胎儿的大小和骨盆相互适应，胎儿头部也会随着骨盆的结构变形，这属于生物进化规律。产妇不必过度地焦虑于骨盆的大小，应做好自己，让自己健康生活，快乐孕育。

出现梗阻性难产的表现（如胎头骨质部分不下降、产瘤持续增大、子宫下段压痛并出血）时，须考虑头盆不称或骨盆狭窄。若判断胎头不能顺利下降通过骨盆时，可行剖宫产。

第四章 难产

难产歌

难产皆人患，病机非一端，

孕期贪安逸，鱼肉肥腻餐。

多见动太早，催生妄行乱，

护痛呼喊苦，检查过频繁。

更有药物多，不动食受限，

稳婆不知时，水肿枕位偏。

最恶是腹压，母子命多舛，

如何保平安，回归当自然。

第一节 难产概述

难产在临床上是一个比较难以确定的概念。临床上也常用其他相关的用语来描述难产，如用"产程不进展"或"产程异常"来描述宫口扩张的延迟或胎儿下降延迟，用"头盆不称"来描述阴道分娩中胎头与产妇骨盆之间的不适应状态。

本书参考国内外相关文献，结合中医关于难产的论证，提出将分娩结果定为难产诊断的标准。本书不以产程的时间作为判断难产的必需标准，因为产程短也可能有不良结局，而很多产程虽超出了临床规定的时间但没有不良结局。死胎和小于2000g的新生儿不属于难产范畴。产程异常或不进展、头盆不称者，如果经过处理，产程顺利进展，并且母子情况良好，也为正常分娩。如果产妇分娩困难，必须通过阴道助产或剖宫产结束分娩时，属于难产。同时，不论是阴道分娩还是剖宫产，产妇出现严重并发症如产后出血，子宫破裂、损伤，甚至产妇死亡，或新生儿出现死亡、脑瘫、严重颅内出血的情况，也属于难产。

一、难产的原因

现代产科把难产的原因分为产道异常、产力异常、胎儿异常三种情况。我国凌萝达教授曾提出将难产按胎先露进行分类，如分为头位难产、臀位难产、横位难产、复合先露难产、胎儿性难产（包括肩难产和脐带病变）等。而现今，精神心理因素、情感因素导致的难产也在不断增多。社会医源因素也会影响分娩过程，过早干预和处理不当也可能会引发难产。

中医认为，难产之因，非只一端，但多是人为因素所致，即所谓难产皆人

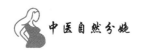

患。归纳起来，难产不外乎气虚、血滞、血虚和交骨不开等原因导致。产妇交骨不开，归因到现代医学即为骨盆狭窄所致，治疗不是单纯药物所能及的，应当配合手术。

（一）孕期因素

胎前恣喜安逸不耐劳碌，久坐久卧而致气不运行，血流不畅。

（二）临产时惊动太早

没有遵循"睡，忍痛，慢临盆"原则。临产时，产妇惊恐气怯，心怀忧恐；或用力太早，护痛辗转，以致精神困乏。

（三）产前出血

《妇科心法要诀》曰："或胞伤血出，血壅产路；或胞浆破早，浆血干枯，皆足以导致难产。"

（四）交骨不开

宫口没有顺利打开，胎儿不能顺利下降娩出，属于骨产道有异常，或胎儿过大或位置异常。

二、难产的诊断

西医对难产的诊断多依赖于对产程的判断。西医认为产程超过了所谓的标准时间就是产程延长或不进展。西医关于产程的诊断标准近年来也有很大变化，但仍然不尽如人意。在传统诊断标准中，将宫口开至3cm作为产程活跃期开始，若超出规定产程时间，很多产妇会被误判为难产。尽管目前将活跃期的起点修改到6cm，但是由于分娩的自然属性，并不能机械地定义每个产妇的宫口大小，如检查时是6cm的宫口，有可能是几小时前已经如此。因为产程是个体化的，而规定的时间是以平均值定义的。这种诊断方法对于较快分娩的产妇无多大妨碍，但对于超过平均时间的产妇则定义为产程慢、不进展以至于就要进行医疗处理，从而导致了临床上催生干预措施的不断增多。

中医对分娩的过程很少有具体的时间限制。有古籍提到，"夜半觉痛应分诞，来日日午定知生"。这样粗略估计为12小时。但这里指的是真痛，非探痛、假宫缩。

因为假宫缩和真正的临产难以区分，所以所谓的产程延长可能并不准确，且分娩环境复杂，被改变的人为分娩环境和其他人为因素也会导致产妇出现精神难产。因此，有必要建立一个自然状态下个体化的产程管理规程。中医理论指导下的产程观察是个体化的，即基于自然、家庭化的分娩环境，重点是对产妇症状、脉象变化的观察，多观察、少检查、少干扰，以难产表现（出现梗阻性难产或胎儿情况变化）为终止点。不以时间为主要判断依据。

如果出现产妇有生命危险（如胎盘早剥、阴道出血量多、子宫破裂、脐带脱出而宫口没有开全）、产瘤持续增大、胎头骨质部分没有下降、胎心异常等情况，应判断为难产表现，需及时处理。

三、难产的预防

（一）孕期预防措施

孕期坚持健康饮食，正常活动，预防糖尿病，避免体重增加过快、过多，防止出现巨大胎儿；定期孕检，及时纠正异常胎位，促进顺产；进行孕期胎教，保持性情平和，静心养胎。

（二）等待自然的宫缩发动

这是关键的一步。分娩是一个自然的生理性行为，对于低危产妇，耐心等待到41周是安全的，应避免过早地进行不必要的干涉措施而增加难产概率。对宫颈不成熟的产妇进行引产可能会增加2~3倍的剖宫产率，即使使用了促使宫颈成熟的药物也不能改善结果。同时，要注意胎儿在分娩发动中的主动作用，等待自然宫缩的过程，也是等待胎儿成熟的过程。

（三）做好临产评估管理

对于低危产妇，避免入院过早是一个有效的措施。循证医学研究结果支持低危产妇应在真正临产后再入院，最好在活跃期入院（又称晚入院），这样可有效地提高顺产率，减少不必要的干预措施。中医理论也强调，等待真正临产是顺产的第一紧要关口，如错把假痛认作真生，则错到底矣。孕晚期应重点加强先兆临产和临产的区别、分娩期减痛等相关知识的普及，开展社区或家庭待产服务，使产妇能正确掌握住院待产的时机。

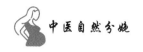

(四)加强关爱陪伴，鼓励非药物镇痛

陪伴分娩被认为是一项能有效缓解产妇精神紧张、促进正常分娩的措施。目前，国内外很多地方均设有康乐待产室（让产妇的丈夫及其他家属陪伴）和家庭化病房，这有助于消除产妇的紧张情绪，可预防因精神紧张所致的难产。自由体位和活动可促进顺产。分娩过程中，加强饮食、活动支持，鼓励产妇自由活动，采取自我感觉舒适的体位，避免使用过多的镇痛药物，及时排空直肠和膀胱，保障产妇良好的休息环境，给予产妇及其家人心理支持等均是预防宫缩乏力、促进产程进展的有效措施。鼓励采用非平卧位接产和产妇自主的用力方式。第二产程应避免指导产妇过早地用力，胎儿未下降到盆底时就用力，会加重产妇疲劳感，增加难产概率。

接受麻醉药镇痛者会出现宫缩乏力，因此需要人工应用缩宫素，以避免持续性枕后位的发生，增加手术助产率。特别是在宫口开至3cm之前施行的麻醉操作，更容易导致难产。

(五)正常分娩促进政策

要在整个医疗服务系统内建立促进正常分娩的文化环境和制度保障机制。对于早期产程的评估（临产诊断的评估）要有连续性，即由有经验的助产士系统地观察、判断，并对临产诊断的准确性进行评估管理。对剖宫产的指征和缩宫素的应用要有评估管理制度。

第二节 难产治疗

中医认为，难产的治疗以调气和血为主。由阎纯玺编写的《胎产心法·催生论》云："夫产育一门，全仗气血用事……"况妇人以血为主，唯气顺则血和，胎安则产顺，所以"治者滋其荣，益其气，使子母精神接续，运行得力；温其经，开其瘀，使道路通畅，子易转舒"。王氏论治方所用的佛手散、油蜜煎、济阴丹、加味芎归汤，皆有养新血、固浆液、下胎元之功用，补养阴血，堪称精妙。同时强调势不得已则服之，须候欲产时方可服，即相当于现代医学所说的宫口开全后才可催生，不得过早服药。

一、导致难产的精神因素

中医非常强调情志照顾。《景岳全书·妇人规》曰：

"大抵产难之证，多患于郁闷、安逸、富贵之家，治法虽云胎前清气，产后补血，然不可拘泥。若脾胃不健，气血不充，必当预为调补，不然，临产必多患难。

"产妇腹痛未甚，且须宽心行动，以便儿身舒转。如腰腹痛甚，有产之兆，即当正身仰卧，或起坐舒伸，务宜安静从容，待儿转身向下，其产必顺而且易，最不宜预为惊扰入手，以致产妇气怯，胞破浆干，使儿转身不易，则必有难产之患。

"产妇初觉欲生，便须惜力调养，不可用力妄施，恐致临产乏力。若男方转身而用力太早，则多致横逆，须待顺而临门，一逼自下。若时候未到，用力徒然。"

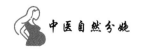

二、催生方药

催生是古今产科常用之法，适用于胎位正常、羊水已破、时间较长不能娩出之难产。催生方药中都强调势不得已则服之，须候欲产时方可服。《济阴纲目》曰："大法滑以流通涩滞，苦以驱逐闭塞，香以开窍通血，气滞者行气，胞浆先破，疾困者固血。""言妇人欲产，浆破血下，脐腹作阵疼痛，极甚，腰重，谷道挺进，已见是正产之候，但儿却未生，即可服药以催之。或有经及数日，产母困苦，已分明见得是正产之候，但儿子难生，亦可服药以助产母之正气，令儿速得下生（补正气确是良工，有用人参五钱催生最妙）。""若未有正产之候而用力伤早，并妄服药饵，令儿下生，譬如揠苗助长，无益而有害矣。"意思就是宫口开全后，产妇无力疲乏，但是头盆相称，胎方位是正常的才能使用催生药，并非刚发动或未发动就催生，胡乱用药贻害无穷。

（一）佛手散

《济阴纲目》曰："丹溪云：催生只用佛手散，最稳当，又效捷。"

《证治准绳·女科》曰："治产前产后，腹痛体热头疼，及才产未进别物，即先服此药，逐败血，生新血，能除诸疾。"

（二）催生如圣散

《济阴纲目》曰："黄蜀葵子不拘多少，焙干为末，热酒调下二钱，神效，如无子，花亦可。若胎漏血干，难产痛极者，并进三服，良久，腹中气宽，胎滑即产，须见正产候，方可服之……歌曰：黄葵子炒七十粒，细研酒调济君急。若还临危产难时，免得全家俱哭泣。"

（三）催生丹

《医学纲目》曰："治产妇生理不顺，产育艰难，或横或逆，并皆治之。十二月兔脑髓（去皮膜，研如泥），乳香（另研极细，二钱半），母丁香末（一钱），麝香（另研，一字）。上三味，拌匀，以兔脑髓和丸如鸡头大，阴干。油纸裹，每服一丸，温水下，即产，儿握药出。"

（四）柞木饮子

《济阴纲目》曰："治产难，或横或倒，胎烂，腹中胀闷，服之。"

三、针灸助产催生法

以针灸治疗难产时穴位的选取较为丰富，穴位以三阴交、合谷、至阴为多，三阴交为最常用的腧穴，是肝、脾、肾三经交会处，肝藏血、脾统血、肾藏精，故三阴交可调节三条阴经。至阴为井穴，"所出为井"，是膀胱经与肾经经气交接之处，又膀胱与肾相表里，胞脉系于肾，可调冲任，振奋肾阳，促气化，顺胎气，起到顺正胎位、增强宫缩、治疗难产的功效。现代医学研究还发现通过穴位刺激，会促进中枢神经系统释放一系列神经肽，例如内吗啡肽，从而起到减痛的效果。

本书所列方法，请务必在中医针灸师指导下应用，不得自行采用，以防因情况不明增加母子风险。

对于胎位不正，横生逆产，以至阴穴为主穴。如在《类经图翼》中提到："治横逆难产，危在顷刻，符药不灵者，急于本妇右脚小指尖，灸三壮，炷如小麦，下火立产如神，盖此即至阴穴也。"如果为横位，胎儿手先出，足月活胎不能顺利娩出，以及时剖宫产为宜。

四、温热温凉法

《济阴纲目》曰："四曰冻产者。冬月天冷，产母经血得冷则凝，以致儿子不能生下，此害最深。若冬月产者，下部不可脱去绵衣，并不可坐卧寒处，当满房着火，常有暖气，令产母背身向火，令脐下腿膝间常暖，血得热则流散，使儿易生。""五曰热产者。盛夏之月，产妇要温凉得所，不可恣意取凉，伤损胎气。亦不可人多，热气逼袭产母，使产母血沸，而有发热、头疼、面赤，昏昏如醉，乃至不知人事。"

《景岳全书·妇人规》曰："产妇产室，当使温凉得宜。若产在春夏，宜避阳邪，风是也；产在秋冬，宜避阴邪，寒是也。故于盛暑之时，亦不可冲风取凉，以犯外邪；又不宜热甚，致令产母头疼面赤，亦不宜人众，若热气熏蒸，亦致前患。其或有热极烦渴而血晕血溢者，亦可少与凉水，暂以解之，然亦不可多用。若冬末春初，余寒尚盛，产室不可无火，务令下体和暖，衣被亦当温

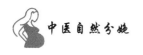

厚，庶不为寒气所侵，可免胎寒血滞难产之患。且产后胎元既落，气血俱去，乘虚感邪，此时极易，故不可不慎。"

五、胎方位不正导致难产的处理方式

《济阴纲目》曰：

"八曰偏产者。儿身未正，产母用力一逼，至令儿头偏在左腿，或偏在右腿，故头虽露，偏在一畔，不能生下，当令产母仰卧，次令看生之人轻轻推儿近上，以手正其头，令儿头顶端正，然后令产母用力一送，即便生下。若是小儿头后骨偏在谷道，只露其额，当令看生之人，以绵衣炙温裹手，于谷道外方轻轻推儿头正，便令产母用力，送儿生也。

"九曰碍产者。儿身已顺而露正顶，不能生下。盖因儿身回转，肚带攀其肩，以此露正顶而不能生，当令产母仰卧，令看生之人轻推儿近上，徐徐引手，以中指按儿肩下，拨其肚带，仍须候儿身正顺，方令产母用力一送，使儿生下。

"十曰坐产者。儿将欲生，其母疲倦，久坐椅褥，抵其生路，急于高处系一手巾，令产母以手攀之，轻轻屈足坐身，令儿生下，非坐在物上也。"

上述的几种情况，均属现代产科所认为的胎方位不正。可见中医对胎位不正已有手法的纠正，即"以棉衣炙温裹手，于谷道外方，轻轻推儿头正"。这比现代产科的在产道内的纠正手法应该更安全和无害。

枕后位或其他胎方位不正的诊断时机非常重要。现代产科有较多的仪器和检查手段，使孕晚期胎儿入盆时就有B超报告枕后位，这往往也增加了产妇的焦虑。实际上很多胎儿入盆时就是以枕后位入盆。过多的干扰是现代产科的"顽症"，需要改变思维方式，尊重自然法则。大多数枕后位胎儿会在分娩过程中自动转正，应嘱产妇自由体位活动，安睡稳食，保持良好体力，以促进顺产。

利用产妇体位的变化来纠正胎方位是近年来产科的一大进步。前文坐产中所用体位，属于悬吊的深蹲体位，对促进胎儿下降、扩大骨盆出口很有帮助。鼓励产妇根据自身的本能感觉，选择自我感觉舒适的体位进行分娩。这也是胎儿与产妇互动交流的过程。重视产妇自我的本能感觉，给予足够的支持和时间，鼓励多种体位的尝试，是促进顺产的有力措施。（见图4-1）

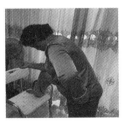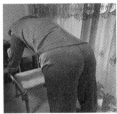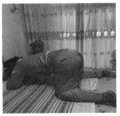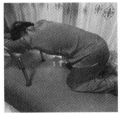

图 4-1 根据自身的本能感觉选择体位

六、横位的处理方式

横位胎儿现已少见，孕期要纠正胎位，产时发现即行剖宫产。

《济阴纲目》曰："六曰横产者。儿先露手，或先露臂，此由产母未当用力而用之过也，儿身未顺，用力一逼，遂至身横，不能生下。当令产母安然仰卧，后令看生之人先推其手令入，直上渐渐逼身，以中指摩其肩，推上而正之，或以指攀其耳而正之，须是产母仰卧，然后推儿直上，徐徐正之，候其身正，煎催生药一盏吃了，方可用力，令儿下生。"

本法属于横位的内倒转术，应急时可用。要遵循无菌原则进行，在麻醉下容易成功。注意动作轻柔以避免子宫损伤。

七、臀位的处理方式

《济阴纲目》曰："七曰倒产者。产母胎气不足，关键不牢，用力太早，致令儿子不能回转，便直下先露其足（母气弱而倒产者，当服补剂，若用力早者，又当别论）。当令产母仰卧，令看生之人，推其足入去，不可令产母用分毫力，亦不得惊恐，使儿自顺。"

此属臀位。大多数臀位可自然分娩。上述方法类似现代的堵臀法，足先出者不可以牵拉胎足，因为子宫颈口尚未开全，此时硬性牵拉会导致子宫损伤和胎儿死亡。

臀位阴道分娩有自然娩出、臀位助产和臀位牵引三种方式。自然娩出指胎儿自行娩出；臀位助产指胎臀及胎足自行娩出后，胎肩及胎头由助产士牵出；

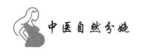

臀位牵引指胎儿全部由助产士牵引娩出,对胎儿危害较大。这里只介绍自然娩出和臀位助产两种方式。

(一) 自然娩出

1. 等待宫口开全

臀位助产的关键在于正确地判断宫口是否已经开全,从而能容胎头的顺利娩出。胎头的顺利娩出有赖于产道,特别是宫颈是否充分扩张。当胎膜破裂后,胎儿单足或双足出现于阴道口时,此时宫口并未开全,可用一消毒巾包住胎足,在每次宫缩时用手掌(或手指)按住阴道口,使之不能立即娩出,其目的是使产道充分扩张。如为胎臀先露,特别是男婴,注意此时不能堵,以免压迫胎儿生殖器。当全部胎臀显露于阴道口时,表示宫口已经开全。

2. 宫口开全后

(1) 当宫口开全后,协助产妇找到合适的位置,从而能够让胎儿娩出后有悬空的空间。例如让产妇趴在床上,臀部移到床的边缘,或者取手膝支持的俯卧位。

(2) 让胎儿臀部、躯干、肩部在宫缩时自然娩出。

(3) 在胎儿肩部娩出后,让胎儿自然地悬空,等待下一次宫缩,胎头多能自然娩出。

(二) 臀位助产(协助胎头娩出)

如果经过两次宫缩后胎头仍未自然娩出,可让胎儿骑跨在操作者的左手前臂,四肢分别位于前臂的两侧,左手的中指和食指置于胎儿的上颌骨两边,稍加力牵引,协助胎头俯屈;左手牵引的同时,右手中指置于胎头枕骨,食指与无名指分别置于两侧肩部,协助左手一起轻轻下拉胎头,直到发际可见。注意娩出速度不可过快,注意保护产妇会阴,防止严重撕裂,可由另一助手协助保护会阴。

臀位娩出后,切不可直接断脐带,应将宝宝放在母亲胸前做早接触,同时等待胎盘的自然娩出。

很多臀位娩出的宝宝会有一过性的肌张力低下、肢体比较软的状态,医学上认为其是后出胎头时对脐带的一过性压迫所致。晚断脐保留了胎盘的循环，会有利于新生儿的恢复。臀位更要特别关注晚断脐。

八、双胎的处理方式

双胎头/头位或头/臀位，指第一个入骨盆的胎儿是头位，有双绒毛膜双羊膜囊，此类多可顺利分娩。在第一个胎儿娩出时，助手在腹部扶持第二个胎儿以防止变成横位。第一个胎儿娩出后，等待脐带搏动消失后结扎断脐，同时等待第二个胎儿娩出。第二个胎儿多在半小时内娩出，也有更长时间者。如果评估第二个胎儿胎心正常，可不必干预，尤其是对不足月的早产儿，可在严密观察下继续妊娠，称为双胎第二个胎儿延迟分娩。

双胎臀/头位或臀/臀位分娩有一定风险，应根据具体情况决定分娩方式。

九、胞破难产（胎膜早破）的处理方式

《景岳全书·妇人规》曰："凡产妇胎未顺而胞先破者，其因有二：盖一有母质薄弱，胞衣不固，因儿转动，随触而破者，此气血之虚也；一有儿身未转，以坐草太早，用力太过，而胞先破者，此举动之伤也。若胞破久而水血干，产路涩则儿难下，宜急用大料四物汤，或五物煎、脱花煎、滑胎煎、五福饮、当归汤之类，助其气血，并浓煎葱汤熏洗产户，使其暖而气达，则自当顺下。若持久力乏，血已耗涸，则甚危矣。当用八珍汤料一斤，益母草四两，水数碗煎熟，不时饮之，亦有得生者。或以黄芪、芎、归数斤，以大釜煎，药气氤氲满室，使产母口鼻俱受其气，亦良法也。"

此种情况在现代医院内多采用人工注射缩宫素的方法，而要想提升产妇的气血阳气，则需用中医方法调理。这里的破水是针对足月已经临产的产妇，而早产早破水的产妇不属此类。对于不足月有胎水先来的，要补中益气，安静养胎，等待胎儿成熟。

第五章

产后

产后歌

妇人非止临产，产后性命攸关，

才生不可便睡，胎盘还需时间。

脐带不可便断，母子相依胸前，

胎盘多可自娩，牵拉按压多险。

排尿须得自解，沉睡必有陪伴，

产后饮食宜淡，母乳可得安然。

第一节　产后病症

胎儿娩出后，产妇进入产后期。首先是子宫收缩排出胎盘。大部分胎盘会自然娩出，阴道有少量流血，这是正常的生理过程。但是如果照顾不周，产妇疲劳乏力，也会导致疾病。

《〈产鉴〉新解》曰："按经云：妇人非止临产，须忧产后，倍宜将息。勿以产时无他疾，乃纵心恣意，无所不犯。犯时微若秋毫，感病重于山岳。"

一、产后出血预防

（一）环境准备

在《〈产鉴〉新解》中有提到，"产母分娩，预烧称锤或硬炭石，烧令通赤，置器中，方产即于床前，以醋沃之，可除血晕"。这相当于现代的空气消毒杀菌处理。分娩的房间保持清洁和空气清新，有利于产妇的呼吸通畅。该房间"宜密遮四周，使无隙风"，以防止产妇受凉。

（二）产妇照顾

产妇经过分娩，疲乏劳累，体力损耗，要及时补充清淡、易消化的温热饮食，防止其因体力不支而眩晕。

《〈产鉴〉新解》中强调，产后"不宜熟卧……毋食太饱"。少量、多次给予热粥饭，可补充体能，避免出现气血虚脱的危险。

产后可用手掌轻轻按摩产妇子宫体部，令子宫收缩排出恶露。

《〈产鉴〉新解》曰："此后虽睡，时时按之，使恶露不滞，三日乃止。"此处不可掉以轻心。第一晚睡眠不可太沉，陪护人员要每隔一两个小时就检查

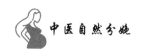

一次产垫和按摩一下产妇的小腹。注意不可暴力按压。在胎盘没有剥离之前，不可粗暴地挤压子宫，否则会导致剥离不全，增加产后出血的概率。

二、产后出血不止

产后出血通常为子宫收缩乏力或胎盘滞留不下，产道严重撕裂导致的出血。严重的大出血可危及产妇生命，需要高度重视。

（一）产妇子宫收缩乏力导致出血

恶露淋漓不绝者，子宫收缩不良，触摸时子宫肌软绵无力，须先按摩子宫促进收缩，并适当补充电解质和能量，恢复产妇体力。

《〈产鉴〉新解》曰："芎归汤：治产后去血过多而晕。""川芎、当归各一两，右作一服，水二盏煎至一盏，食前服……有临产用力太过致晕者，用补中益气汤加香附……气血俱虚也，用十全大补汤加炮姜。"

《景岳全书》曰："但察其面白眼闭，口开手冷，六脉细微之甚，是即气脱证也。速用人参一二两，急煎浓汤，徐徐灌之，但得下咽，即可救活，若少迟延，则无及矣。"此症患者属于产科大出血，需要急救，应迅速转诊到急救中心。

（二）胞衣不下

《〈产鉴〉新解》曰："书云：妇人百病，莫甚于生产，临产莫重于催生，既产莫重于胞衣不下……慎之慎之。"

胞衣不下，是胎儿娩出后胎盘经过较长时间不能娩出的一种病症，也是产后危害性较大的一种病症。引起本病症的原因不外乎气虚无力推送，或产时感寒，血液凝滞所致。本病症所用的治疗药物大多都是活血化瘀、行水滑胎之品，尤其是必效牛膝汤，药精而量大，下胎之力迅猛。

在《〈产鉴〉新解》中有提到，"凡胎衣不下，切勿先断脐带……先系牢不可脱，然后如法截断"。用现代的观点来看，"切勿先断脐带"相当于延迟断脐，有利于胎盘内的血液经过子宫收缩挤压，传输给新生宝宝。胎盘因为排尽残留血液，体积会相应地缩小，有利于从子宫壁上剥离排出。有大量研究结果表明，晚断脐是减少产后出血的有效措施。

对于胎盘迟迟不娩出（相当于现代医学所指的胎盘粘连或滞留）者，《〈产鉴〉新解》中提到，"纵淹延数日亦无妨，只要产母安心无虑"，并警告世人"切勿听信坐婆，轻用取法"。轻用取法相当于现代医学中的手取胎盘，是当今分娩大患，会导致产妇严重出血。

三、产后腹痛

一般情况下，初产妇产后腹痛不明显，多产妇、经产妇或多次人工流产子宫有损者，则常常有较严重的产后子宫收缩痛。

《〈产鉴〉新解》曰："薛立斋云：产后小腹作疼，俗名儿枕块，用失笑散行之……若恶露既去而仍疼，用四神散调补之，若不应，用八珍汤……"

四、产后伤口护理

轻度的会阴裂伤不需要缝合，保持会阴干燥即可。产妇不需要用尿布或穿内衣，应直接躺在床上的会阴垫上，可保证会阴处于透气通风的干燥状态。

会阴Ⅱ度裂伤一般需要缝合。缝合后每天仍然可以清水冲洗，并保持表面清洁。

会阴Ⅲ度裂伤会影响排便，必须住院治疗。

如果伤口较大又不想缝合，可在专业人员指导下采取侧卧位，并整理伤口边缘对合整齐，这样有利于伤口自然愈合。伤口较深或血运不佳者可用中药等促进愈合，具体请咨询医师。

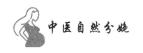

第二节　产后照护

一、产后排尿

通常胎儿娩出后半小时内胎盘娩出，之后产妇可适当休息。休息过程中应有家人或医师监护，每隔1~2小时观察产妇排血情况，判断有无出血过多。第一个24小时是比较重要的，此时产妇疲劳还伴有一些损伤，要注意观察。

及时排尿是产后一个重要问题。产后要等排一次尿后再睡，可采取猫牛式协助产妇床上排尿，若产妇感觉有些无力，可以用肘部支持身体而不要用手腕（见图5-1）。

如果超过6小时产妇还没有排尿，就需要进行评估检查。

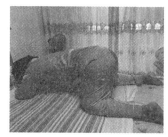

图5-1　猫牛式协助产妇床上排尿

二、产后第一觉

产后胎盘娩出，出血不多，排完尿后，是幸福的产后休息时间。让宝宝躺在产妇身旁，让产妇好好地睡一觉是缓解分娩疲劳最好的方式。待产妇醒来会感觉幸福无比、精力无限，转入母亲的角色，开始母乳喂养的征程。

产后第一觉，家人要在旁边守护，观察产妇有无活动性的阴道出血。

三、排恶露

产后前3天会排血性恶露，排出量相当于月经量，然后会渐渐变为淡粉色或褐色，产后10天左右转为白色或无色分泌物。

（一）生化汤

生化汤是产妇在新生儿一娩出时立即要喝的填腹补品。不论是顺产、剖宫产或是小产，在产后的前7天，可以每天饮用生化汤。生化汤不但可以活血补虚，更可以补充产妇体力，亦有收缩子宫的作用。

组成：当归（全）24g，川芎9g，桃仁6g，炮姜2g，甘草（灸）2g，米酒1050mL。

步骤一：将药材加入700 mL米酒中，加盖慢火煮1小时左右，约剩200mL时，将药酒倒出备用。

步骤二：再次加入米酒350 mL，煮法和第一次相同，煮到约剩100mL。

步骤三：将第一次和第二次的药酒加在一起拌匀，共300 mL。1日内至少分3次喝完（可放在保温壶内当茶喝，1次1口，分数次喝完）。

可在预产期前两个月以1050mL的米酒泡药材，产后以上述方法煎煮。顺产者连续服用7天，剖宫产者不妨吃14天。顺产者于产后第一天即刻煮来服用，剖宫产者则需等到排气后方可服用。另外，剖宫产者因有伤口，生化汤的1日量至少分3次、少量地啜饮，以免造成子宫收缩太快，使伤口产生轻微的疼痛。

生化汤虽然有补血、祛恶露的效果，但毕竟是药，坐月子期间若吃得过多反而会对子宫造成伤害，所以产后生化汤吃得适量即可，不要吃得过多。

（二）产后用药禁忌

《景岳全书·妇人规》云："治胎产之病，当从厥阴证论之，宜无犯胃气及上二焦，是为三禁，谓不可汗，不可下，不可利小便。"

四、产后饮食

产后饮食推荐以面食、素食为主。

面食、黑豆饭、红糖饭、薏仁（薏苡仁）红豆饭、南瓜、山药等都可作为

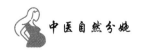

主食。可用麻油煮多种蔬菜食用。尽量将多种适合产妇吃的素食煮在一起。

产后第一周的饮食尤其要清淡，以粥、清汤为主，禁忌大鱼大肉（见表5-1）。进补过度，反而会导致产妇出现消化不良、乳汁淤积等病症。每周应根据产妇情况增多或更换食材种类，但以清淡、易消化为原则，不宜大量进补。

早餐食用糙米饭可促进肠胃蠕动，但须细嚼慢咽才好消化。

产妇在产后第一周乳汁原本就少，乳腺管尚未畅通，如立刻食用发奶药膳易导致产妇出现乳腺炎，故此时食用花生等食物增加蛋白质即可；若产妇奶量充足，则可不必加或少加花生，以免热量过高。因此，产后第一周建议清淡饮食，喝白粥、小米粥、青菜汤就好。鸡汤、鱼汤、猪蹄汤等应在第二周后慢慢增加，也不必过多。

产后第一周基本上不能大补，可以视产妇体质略补，故晚餐的药膳以补血为主。生化汤也有补血功能，故晚餐喝一般汤品即可。药膳不可乱吃，食用前要先问过中医师才稳妥。

表5-1 产后第一周周一至周三饮食示例表

第一周	周一	周二	周三
早餐	杂粮馒头、黑豆糙米饭	蔬菜汤、红糖糙米饭	白灼青菜、红糖糙米饭
餐点	薏仁红豆汤	薏仁红豆汤	薏仁红豆汤
午餐	红糖糙米饭、烂面条、四神汤	杂粮馒头、烂面条、四神汤	麻油川七豆包、无盐面线、全麦馒头、四神汤
餐点	红豆薏仁紫米粥	小米木瓜粥	糙米黑米莲子粥
晚餐	当归生姜药膳汤、红糖糙米饭	天麻山药百菇盅、黑豆糙米饭、五谷面条	养血汤药膳、黑豆糙米饭
餐点	红糖小米粥、五谷面条	红糖小米粥	红糖小米南瓜粥
饮品	生化汤 （各餐餐前空腹服100mL）	生化汤 （各餐餐前空腹服100mL）	生化汤 （各餐餐前空腹服100mL）
	红糖姜枣汤 （早餐时服200mL）	酒糟小圆子 （早餐或晚餐时服200mL）	红糖姜枣汤 （早餐时服200mL）
	其他功能饮品	其他功能饮品	其他功能饮品

五、产后运动

产妇产后如果没有发生会阴严重裂伤，便可很快恢复日常活动，第二天就可下地吃饭、上厕所。

呼吸训练是一切运动的基础。产妇在床上休息的时间就可以开始呼吸训练（产后第二天可开始）。呼吸运动能促进血液循环，增加腹肌弹性。

动作要领：仰卧，双手平放于身体两侧，掌心朝下，嘴闭紧，用鼻孔缓缓吸气，同时将气向腹部运送，使腹部鼓起，再慢慢将气呼出，腹部会渐渐凹下去。重复8~16次。

产后一周后，如果产妇没有伤口疼痛影响，可开始简单的产后康复运动（见图5-2）。可从简单地从双腿向上抬高开始，因为肌肉张力的恢复需要时间，后期可逐渐增加难度。

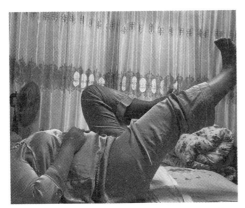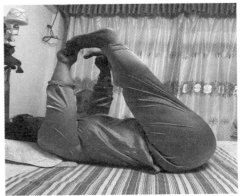

图5-2　产后早期床上康复训练

六、产后沐浴

传统坐月子通常指产后1个月之后方可洗面、梳头，2个月之后方可洗澡，4个月内不可劳累过度。如果要沐浴，可用姜加胡椒等煮水待温后擦浴。

产后会有大量汗液排出，这是生理现象，应及时补充汤水、清粥，而不需要服药，并及时更换衣物防止受凉。

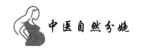

七、产后月经

产后会排10天左右的恶露，然后50~100天后会来第一次月经，量可能比较少。在此后，月经可能会停止半年或更长时间。哺乳期月经周期往往是不规律的，但仍然有排卵、怀孕的可能。

八、产后避孕

哺乳期会抑制排卵，产妇在最初的3~6个月很少恢复规律性的排卵，所以怀孕的机会也减少。但是因为仍然有排卵的可能，并且排卵没有规律性，所以哺乳期仍然要注意避孕。

一般建议在产后2~3个月后恢复性生活。及时恢复性生活有利于夫妻关系和谐，也可促进盆底组织、子宫的恢复。

性生活时可选用避孕套，但不能吃避孕药。

3个月后可放置避孕环。也有医院会建议产后立即放置避孕环。如果已经生育几个子女也可选择在产后立即放避孕环，这样比较方便并且也不增加脱落率。

第六章 初生

儿初生歌

初生元气满，脐带宜晚断。

母乳早接触，关键头三天。

频频勤吸吮，不可奶粉添。

少食要多动，四季薄衣衫。

面食糙米粥，育儿保平安。

第一节　母乳喂养

胎儿初生，放在母亲的胸前，这时，重要的工作——母乳喂养就开始了。

一、母乳喂养计划

目前，我国的纯母乳喂养率还比较低。母乳喂养也和顺产一样，需要克服许多的障碍才能达成。提前制订一个母乳喂养计划非常重要。父亲要承担起重要角色，要坚定地支持母乳喂养，特别是在孩子哭闹和家人意见不一的情况下。母乳喂养计划具体如下：

建议在宝宝刚出生后30分钟内就开始吸吮母乳，不喂代乳品和水。因为刚出生的宝宝胃容量很小，而且自出生便携带充足能量，所以喂养初乳能够满足生理需要。

为了保障有充足的母乳，建议从产后第一天开始，每侧乳房喂养10~15次，每侧10~15分钟（头3天要频繁吸吮）。

如果乳头在哺乳时感觉痛，有可能是宝宝姿势、口型不对，建议调整宝宝的含乳口型。

产后第一周产妇的饮食要营养均衡，要充分休息和保持良好的情绪，以及增加宝宝的吸吮次数，这些都是乳汁充足的重要保障。乳汁与宝宝的需要会达到供需平衡，即宝宝吸多少，乳汁就会分泌多少。

生理性涨乳一般是正常的，建议增加每次喂养时间，并轻柔按摩乳房。这是乳汁分泌的开始阶段，不能粗暴按摩。建议掌握乳腺自我检查的基本手法，以预防乳汁淤积。

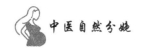

二、母乳喂养常见的问题

问题一：为什么一定要吃自己母亲的母乳？

每一种哺乳动物的乳汁各有特性，以提供下一代最佳的生长与生存所需，这就是乳汁的物种特异性。例如牛、马是成长与肌肉发育快速的动物，故它们的乳汁中蛋白质含量高；而人类生长与发育较为缓慢，但脑部的发育很快，所以人乳汁中糖类含量比较高。

使用其他动物的乳汁喂养新生儿，易导致新生儿生长与发育不良、过敏等。例如使用成分未调整的新鲜羊奶喂养人类婴儿，可导致叶酸缺乏性贫血。

问题二：乳腺从什么时候开始有乳汁？

产妇在怀孕中期（16~22周），乳腺组织就开始泌乳，所以新生儿出生后产妇立即就有乳汁了。产后前几天乳腺组织所分泌的乳汁称为初乳。初乳对于帮助新生儿适应子宫外的生活非常重要。初乳富含β-胡萝卜素，颜色较黄，质地浓稠，以及含有多种激素和生长因子、寡糖，能帮助新生儿建立肠道益生菌群。

初乳还具有轻泻作用，能促进胎便的排出，从而带出过多的胆红素，可降低新生儿黄疸的发生率。

初乳比成熟乳含有更高比例的白细胞、抗体及其他抗感染蛋白质，以提供新生儿出生后的初次免疫，保护新生儿免受感染，促进新生儿免疫系统的发育。

问题三：什么时间开始哺乳？

从产后5分钟开始，要早接触、早吸吮、早开奶（见图6-1）。

要让新生儿吃到产后前3天的初乳（前3天每天吸吮的次数应大于10次）。初乳分泌量与吸吮次数有关，即每次吸吮的初乳分泌量从2mL到20mL不等，前24小时的分泌量约为100mL。初乳的分泌量足够满足新生儿的需要。

新生儿开始吃母乳前不需给他任何食物或饮料。在新生儿吃初乳之前给予配方奶可能造成危险，如增加过敏及感染的机会，还可能导致新生儿不愿意吸吮乳头（乳头混淆）等。

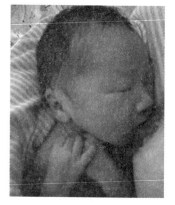

图6-1　早接触、早吸吮、早开奶

产房里晚断脐5分钟后，就开始母子的接触。当新生儿开始寻找乳头时，及时给予吸吮（一般在产后30分钟左右）。

关于乳头，如果有以下5个方面的问题，须及时处理。

一是乳头下陷。建议孕前就进行纠正，拉出内陷的乳头，或在孕晚期36周后纠正拉出，必要时请专业人员协助。

二是乳痂清洗（老皮）。孕前或孕晚期用植物油浸软并清洗乳头。

三是乳头过大。新生儿能够很好适应，不会有多大困难。

四是乳头过小。新生儿吸吮时连同乳晕一起含住。

五是乳头开裂。产妇会感觉非常疼痛，建议孕期就做好护理，洗澡的时候多注意清洗。太阳浴（晒乳头）也非常有效。吸吮后挤一些乳汁在乳头处，可保护乳头。

关于哺乳姿势，需注意以下两个方面。

一是产妇准备方面。最初几天产妇排恶露比较多，哺乳前应更换卫生巾（哺乳时可刺激子宫收缩，帮助产妇产后恢复）。产妇可躺可坐，以舒适为宜。

推荐半躺式竖抱宝宝的哺乳姿势。这种姿势更舒适，可减少宝宝吐奶概率。

二是宝宝准备方面。应将宝宝从包被中抱出，并穿尽可能少的衣服，夏天可以只包尿布。这非常重要，因为宝宝吸奶需要花费力气，包得太热会导致宝宝哭闹、烦躁（见图6-2）。

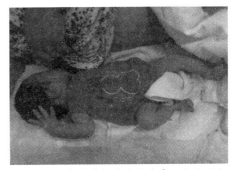

图6-2 从包被中把宝宝抱出来以方便吸奶

实际上宝宝吸奶的本能是强大的，只要把宝宝放在乳房周围，其他的问题宝宝会自己解决。人为的母婴分离和人为的加奶粉才是宝宝吸奶最大的障碍。

问题四：如何判断宝宝是否吃饱？

第一，按照需要哺乳而不是定时、定量哺乳。

第二，宝宝吃饱后就会自动地吐出乳头，不必限制奶量。

第三，宝宝吃奶后睡眠良好，表情满足。

第四，大小便正常。小便：出生后头2天，1~2次/天；3天后每天可更换6

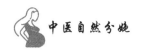

块或更多湿尿布。大便：每天有少量多次或大量一次质软大便。

问题五：乳房有硬块怎么处理？

第一，增加吸吮的次数，让宝宝专门吸有硬块的一侧乳房（另一侧可以挤奶或用吸奶器吸奶）。

第二，轻轻地旋转按摩乳房，不要硬挤，从乳头向乳根部方向按顺序进行。

第三，进行乳房温水浴，即在胸前放一盆温水，将乳房整个下垂放到温水里面进行按摩热敷，可有效缓解疼痛，也有利于引流。

问题六：奶阵是怎么回事？

宝宝一吸奶产妇就会肚子痛，像来月经一样的感觉，这就是哺乳的反射刺激，是由于吸奶刺激内源性的缩宫素释放，从而刺激子宫收缩。

缩宫素也会使乳腺管收缩，这使得宝宝吸奶就很容易了（奶会自动喷出）。

问题七：双胞胎宝宝如何进行母乳喂养？

每个乳房足够应付一个宝宝吃奶，所以不需要担心奶不够。把两个宝宝同时抱起，这是关键技术，可能需要练习和一些帮助。

调整好时间，让两个宝宝同时吃奶，这样产妇就有时间休息，不会心力交瘁。

三、母乳喂养常见的错误

错误一：认为头3天没有奶不用吸。

产妇头3天乳房很胀，但宝宝吸不出来，便认为宝宝不用吸了，这是错误的想法。头3天是有初乳的，并且乳房很软也好吸，宝宝会吸到。这样吸通了乳管，后面奶多了就不会那么胀了。一定要坚持"三早"，头3天吸通乳管。

错误二：认为奶不够吃。

乳房的产奶量是会根据宝宝的吸吮量变化的，这是一种原始的生物反射，不依人的意志而改变。吸得越多，产得越多，而加了奶粉，宝宝就不会努力吸，这样就等于告诉乳房：产奶少一些！

从零开始，抱着宝宝贴于胸前，没事的时候也抱着。宝宝想吸就吸，可大概一个小时吸一次，两个乳房轮流吸。每天可让宝宝吸奶十几次，每次至少20分钟，每次吸一边。产妇吃粥和菜汤，不吃肉、鱼、蛋、奶等食物，这样吃3天会看到奶量突然增加。产妇白天也要补充睡眠，宝宝一睡自己就赶紧睡，要让精神放松。

错误三：认为乳房这几天不胀了，是没奶了。

产妇有时会感觉这两天奶水突然变少了，乳房也不胀了，软软的，就认为是没奶了。这种情况说明产妇乳腺通了，需要让宝宝坚持吸吮。过一段时间，宝宝的食量长了，产妇要经过一个追奶期，这时期宝宝可能吃奶后很快又哭，应增加吸吮次数，千万不要加奶粉。

错误四：没吃到后奶。

有位产妇自述在生完宝宝第三天就开始涨奶。奶水一直很充足，宝宝一般吃一次就饱了。半个月的时候测量宝宝体重长了0.6千克，然后差不多有四五天体重不长了，而且这几天宝宝老是吃不饱，睡觉也睡不长，半个小时或一个小时左右就醒。产妇也没有涨奶的感觉了。

该产妇还自述，宝宝没吃奶前，感觉在发脾气，一直蹬腿，然后张大嘴巴要吃奶，吃两口又不吃，又哭又蹬腿，又回来吃。想让他吸到最后，吸着吸着他就不吸了，可能是有点费劲。之前吃一口就有吞咽，现在得吃两三口才吞咽一下。产妇现在都是两个乳房换着给宝宝吃。

上述案例其实是由于产妇换奶换得太快导致婴儿吸的都是前面的奶水，而前面的奶水一般是清的，并不抗饿。

错误五：认为以下情况不能母乳喂养（实际上仍然可以母乳喂养）。

一是认为患有甲型肝炎、丙型肝炎和乙型肝炎的产妇不可以选择母乳喂养。事实上，在做好防护措施的情况下是可以母乳喂养的。即使是所谓的"大三阳"也能直接母乳喂养。有专家团队研究这一问题，证明了肝炎经乳汁传播给宝宝的概率很低，母乳喂养利大于弊。

二是认为患乳腺炎的产妇或者乳房有肿块者不可以母乳喂养。事实上，该类产妇需要加强吸吮刺激，而不是停止母乳喂养。只有乳腺通畅了，炎症才容易消退。患有脓肿的产妇建议进行穿刺排脓后再继续母乳喂养。

三是认为患有糖尿病的产妇产后不可以母乳喂养。事实上，该类产妇可以直接母乳喂养。确有低血糖者可适当补充糖，但不应停止母乳喂养。

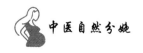
第二节　新生儿养护

一、中医新生儿健康评估

（一）触诊头部

《景岳全书》曰："初生儿以手捻其头，摸其颐颌，不作声者为无病。"

（二）评估吸吮反射

《景岳全书》曰："总有病，以手指探其口，虽发声而从容唾指者其病轻；若即发声不唾指而色或青红兼紫者，此落地受寒之甚也，其病重，须急辨其形色虚实而治之。若牙关紧闭不纳乳，或硬而不软，其病极重也，此惊邪入足太阳经及足阳明经而然，须急治之，庶可平复。"

（三）听声音

《景岳全书》曰："看小儿法，以听声为先，察色为次。凡声音清亮者生，有回音者生；涩者病，散而无出声者不寿。忽然大声而无病者，须细看其身，恐有疮毒，即须治之……声由气发，气实则声壮，气虚则声怯。故欲察气之虚实者，莫先乎声音。"

（四）看皮肤观颜色

《景岳全书》曰："初生儿肥胖色嫩，日觉好看者，此其根本不坚，甚非佳兆，且亦最易感邪……凡父母肥者不可生肥儿，父母瘦者亦不可生肥儿。生而肥胖，必当以药敛之，使其肥肉坚实，面转微黄之色则吉，不然则凶。"面色微黄，精神好，能吃奶，大便2~3次/天，小便5~6次/天，是新生儿的正常表现。但是，现代医院常以黄疸指标评估，因为仪器标准不同，各医院执行的评估标准也往往不相同，常常误报危险，动辄进行蓝光照射，或使用寒凉药物如茵陈、栀子、大黄等，害人不浅。

（五）脉象

《景岳全书》曰："凡小儿形体既具，经脉已全，所以初脱胞胎，便有脉息可辨，故通评虚实论曰：乳子病热，脉悬小者，手足温则生，寒则死。乳子病风热，喘鸣肩息者，脉实大也，缓则生，急则死。此轩岐之诊小儿，未尝不重在脉，亦未尝不兼证为言也。"

（六）脐带

《景岳全书》曰："脐带中无血者生，脐带银白色者生；短带紫胀者，于断带之后捻去紫血，可保无虞……初生小儿撮口脐风者，因胎中受热，或初生不慎，为风寒所侵，遂致聚唇撮口……凡断脐不盈尺，多患此者……若因剪脐短少，或因束缚不紧，或因牵动，风入脐中，或因铁器断脐，冷气传于脾络以致前证者，口内有小泡，急掐破，去其毒水，以艾灸脐中，亦有得生者。治法多端，无如灸法。若因乳母肝脾郁怒，或饮食生冷辛热致儿为患者，当治其母。钱氏云：撮口因浴后拭脐，风邪所入而作，用益黄散补之。"

晚断脐后脐带会渐渐变为白色，三天后转为透明胶质。正合《景岳全书》中所记载的"脐带中无血者生，脐带银白色者生"。如能遵循本书所说的晚断脐并且以莲花分娩法分娩，一般无脐风发生。如果要剪脐带，那么剪脐带的时间应越晚越好，建议在出生三天后距脐根5cm处或更长处剪断脐带，越长越安全。

（七）宝宝睡眠的评估

正常情况下，宝宝呼吸平稳，面色红润，能安静入睡。新生儿一天要睡20多个小时。

宝宝手脚是温暖的，屁股如果没有盖被子，会比较凉。大小便正常，睡着了不需要唤醒吃奶，让宝宝随着自己的生物节律吃奶。

（八）体温评估

宝宝体温一般在36℃~37℃，如果包被太多往往会使宝宝体温过高。

如果宝宝体温增高，就要打开包被观察一段时间，体温多在半小时左右下降。

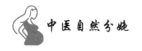

（九）大小便

新生儿排黑色胎便，一般3~4天后转为黄色。一般每天大便2~3次，小便5~6次。坚持母乳喂养有利于促进胎便的排出。

案例四

问：婴儿3个多月了，但之前有6天没排便。第一次出现那么长时间未排便。这种应该是"攒肚子"吧，看她现在拉得挺顺畅的。

答：这是婴儿发育过程中的一个特殊现象，民间称为"攒肚子"，有5~6天的，也有9~10天的。如果婴儿精神好，能正常吃奶，有放屁，则表示婴儿的胃肠道是通畅的。继续母乳喂养，超过6个月的婴儿可以慢慢增加辅食。

问：如何区分婴儿"攒肚子"和便秘？

答：便秘的时候，会出现排便困难或排便干燥，哭闹，肛门红，甚至可能出现痔疮。

二、新生儿日常照顾

（一）第一口奶

新生儿出生后第一口奶应是在产房内完成的。现在很多医院已经开始执行这一新的流程，但是也有很多情况会导致母婴不能及时早接触和让婴儿吸奶。努力实现母婴接触并保持24小时，是顺利地实现母乳喂养的关键环节。

一位产妇自述，她在顺产后的第五天，还没怎么开奶，一边乳房有乳头内陷导致宝宝吸不到奶，乳房也胀得像石头，躺着都感到扎心的疼；另一边乳房经常堵奶，宝宝从出生的那天就一直吸，直到第四天晚上才有几滴奶出来，但仍堵着。

像上述这种情况建议可只吸堵的乳房，一直吸，直到吸通。坚决停掉水和奶粉，这是关键。不要怕宝宝哭，家人意见要一致。

（二）生命体征观察

新生儿每天会有20多个小时的睡眠，这期间要观察新生儿面色是否红润、呼吸是否均匀平和、有无大汗。新生儿出生后一段时间体温可处于较低水平，一般在35℃左右，实施早接触后新生儿很快会恢复到36℃左右并保持平稳。

（三）脐带护理

脐带结扎后，要保持干燥，不需要消毒，也不要包裹。

如果宝宝被尿浸湿或出汗，要用干净的毛巾擦干。在宝宝出生后5~7天，脐带会自然脱落，脱落后会有少量的渗血，不需要处理，继续保持脐部干燥（见图6-3）。

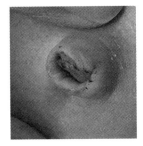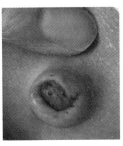

图6-3 脐带从第五天开始脱落，会有少量渗血，不必处理，保持干燥

本书推荐保留的脐带长度是5cm，也推荐有条件的家庭选择莲花式分娩，等待脐带自然断裂。脐带的长度宜长不宜短。

《医宗金鉴》曰："婴儿初生，先用剪刀向火烘热，剪断脐带。次用火器绕脐带烙之，当以六寸为度，不可过为短长，短则伤脏，长则损肌。断讫，又用烙脐饼子安灸脐上，以防风邪外入，随用胡粉散敷脐带间，用软绢新棉封裹之，以避尿湿风邪……脐者小儿之根蒂也，名曰神阙，穴近三阴，喜温恶凉，喜干恶湿。如断脐悉遵前法，脐风何自而起。"孩子出生后，脐带在5~7天时脱落，自剪刀口至脐，每日干燥一寸气往内收一寸，气收至脐。现在产科剪脐带皆仅留1.5~2cm（仅为"三寸半"之半），致使小婴儿十有五六肚脐凸出，甚至出现腹胀气、脐痛、日夜啼哭，或抽筋挛急、撮口，中医谓之"脐风""脐凸"，西医谓之"脐疝"。此类一岁内的婴儿肚脐从下向上轻按，常常会发生叽里咕噜的声音或肚脐凸出如龙眼核似的。

（四）腹胀

婴儿出生2~3周后，食量会增加，而此时婴儿的胃肠道发育还不完善，就会出现不同程度的腹胀甚至肠绞痛。这是婴儿发育过程中的一个正常的现象，此时可以尝试抱睡、奶睡，用飞机抱、俯卧、排气操等方法来缓解婴儿的腹胀。等过一段时间婴儿的胃肠道发育完善了，这个情况自然会好转。

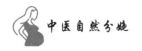

（五）洗澡

产后24小时内新生儿可不洗澡。尽量保持母婴间的接触，保持新生儿体温稳定、情绪稳定。可做局部擦洗。

中医有小儿三日汤，即用李根、梅根、桃根煮水给新生儿沐浴，可去胎毒，不妨一试。洗澡次数宜少不宜多，勤换衣，少洗澡。

（六）黄疸

大部分新生儿会出现生理性黄疸，很少会出现病理性黄疸。当今社会，新生儿的黄疸问题被扩大了，导致很多新生儿去医院照蓝光。但需要照蓝光的黄疸标准也是有差异的，所以过度治疗的情况是存在的。

黄疸是一种生理现象，有一定的生理作用。引起黄疸的胆红素是一种强抗氧化剂，适当升高的胆红素值尤其对红细胞、心脏、大脑以及视网膜组织有一定的益处。因此，不能说黄疸越快消退就越好。中医认为小儿以皮肤转微黄为佳，这表示身体健康。

母乳性黄疸通常是安全的，但如果胆红素过高或是水平上升过快，也可选择其他方法治疗，但不要停止母乳喂养。过去有些医生会建议产妇暂停24~48小时的母乳喂养，给婴儿喝配方奶粉，以观察是否会降低胆红素的水平。然而，这会剥夺婴儿接受母乳喂养的种种好处。

多吸奶和增加宝宝晒太阳的时间，可促进黄疸消退。在中国传统习俗中，月子里宝宝很难照射到阳光，这也可能导致新生儿黄疸持续不退。建议让阳光晒新生儿背部，因为背部有较大面积，且不易着凉（见图6-4）。同时，还应防止阳光直晒眼睛。

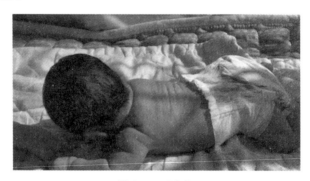

图6-4　晒太阳

第三节 幼儿养护

一岁内婴儿不能做的十件事

1. 不能垫枕头，因为此时婴儿的颈椎发育还不完全。

2. 不要喝牛奶，因为婴儿不易消化，容易过敏。

3. 不要在4个月内添加辅食，也不应晚于8个月添加辅食，因为太早添加辅食容易引起婴儿消化不良，太晚则容易引起婴儿缺乏营养。

4. 不要在辅食中加盐、加糖，因为这容易增加婴儿肾脏负担，还容易让婴儿偏食。

5. 不要给婴儿看任何电子产品，因为容易造成近视、弱视。

6. 不要阻止婴儿吃手，因为婴儿这个时期是用手来感知这个世界的。

7. 婴儿长牙期，也要给婴儿清洁牙齿。

8. 不要坐学步车。

9. 不要亲吻婴儿的嘴巴，容易传播细菌。

10. 不要大力摇晃婴儿。

中医学所讲的人体五脏中，小儿天生三脏不足、两脏有余，也就是脾常不足、肾常虚、肺常不足，心、肝两脏有余。小儿的消化系统还不成熟，消化能力弱，虽然需要营养物质，但吃得过饱，会导致肠胃负担过重，可能引起腹胀、腹痛、腹泻等肠胃疾患。

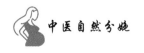
一、总则

（一）少食

南宋陈文中所著的《陈氏小儿病源方论》首先提出了正确的乳食法："吃热，吃软，吃少，则不病。吃冷，吃硬，吃多，则生病。"这种喂养小儿的方法直到今天人们还在遵循。书中对于小儿养护问题不仅仅谈到小儿喂养，还涉及着衣、看护、用药等方方面面，陈氏将其概括为"养子十法"。其主要内容为：一要背暖，二要肚暖，三要足暖，四要头凉，五要心胸凉，六者勿令忽见非常之物，七者脾胃要温，八者儿啼未定勿饮乳，九者勿服轻朱，十者宜少洗浴。这"养子十法"中大部分是为护阳而设。陈氏认为小儿以阳气为本，无病时应摄养调和，调护正气。

曾世荣所著的《活幼心书》曰："四时欲得小儿安，常要一分饥与寒。但愿人皆依此法，自然诸疾不相干……殊不知忍一分饥，胜服调脾之剂，耐一分寒，不须发表之功。"他主张让孩子保持七分饱，则脏腑不易损伤，也就不易患肠胃疾病。从预防医学的角度看，这话是非常有道理的。

如能坚持母乳喂养至一两岁，自然过渡到天然食物（如全谷物、蔬菜等），而非大鱼大肉、奶制品和饮料等合成工业品，则小儿脾胃肠道功能将得到自然的护佑而健康成长。天然的食物，本身蕴含着强大的生命力，这对于第一次吃辅食的宝宝来说非常有益。

《小儿卫生总微论方》亦提到："若在半年之后，宜煮陈米稀粥与之，十月以后，渐与稠粥烂饭，以助中气，则自然易养少病。"这段话中的"陈米"，也叫"陈仓米"，不是指霉变的大米，而是指带壳稻米妥善保管一段时间后脱壳的米。这种米的油性和寒性大大下降，不容易损伤孩子脾胃。另外，辅食要禁生冷水果，以及油腻、荤腥、甜腻之物。

（二）薄衣

小儿爱生病，这与孩子年龄有关。3岁前，小儿容易感染一些流行病，但更多的是因饮食不妥和衣着不当引起的。其实，真正的原因还是孩子吃得太饱、穿得太暖了。《幼幼新书》曰："薄衣之法，当从秋习之，不可以春夏卒减其衣，则令中风寒。从秋习之，以渐稍寒，如此则必耐寒……"该书强调了小儿应从秋天开始穿薄衣，慢慢适应，循序渐进，到冬季再略加衣服，这样既可锻炼孩子的耐寒力，又不致使其受风寒。但这也不是绝对的，如果有的孩子天生体质差，抵抗力较弱，则大风或降温时必须多穿，以防感冒。

（三）防风寒

中医讲究"戒养小儿，慎护风池"，认为平时应该避免风寒之邪直犯小儿的风池。睡眠之时，母亲口鼻的气体不要直吹孩子囟门，否则风寒之邪侵袭，易使孩子鼻塞声重，吮乳口松，啼哭不安。孩子睡眠中也不可使被子遮住孩子头面，以免影响孩子呼吸新鲜空气。这些细致呵护、切实可行的育儿经验，的确值得继承和效仿。

（四）慎服药

陈文中强调养子"勿服轻朱"。《景岳全书》曰："凡疹初热疑似之间，切不可轻易用药。纵有他证，必待五日，腮下见疹，方可用升表之剂。"如今医院内动辄给小儿输液、应用抗生素，使用不当将可能损害小儿内脏功能，影响小儿免疫功能。

（五）多见日光，增加活动

多到户外活动，利用天然日光增强体质。

（六）按时接种疫苗

孩子出生后，应该按照国家疫苗接种计划接种疫苗（见表6-1）。

表6-1　疫苗接种时间表

接种时间	接种疫苗	次数	可预防的疾病
出生24小时内	乙型肝炎疫苗	第一针	乙型病毒性肝炎
	卡介苗	初种	结核病
1月龄	乙型肝炎疫苗	第二针	乙型病毒性肝炎
2月龄	口服脊髓灰质炎疫苗（糖丸）	第一次	脊髓灰质炎（小儿麻痹症）
3月龄	口服脊髓灰质炎疫苗（糖丸）	第二次	脊髓灰质炎（小儿麻痹症）
	百白破混合疫苗	第一针	百日咳、白喉、破伤风

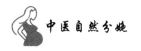

续表

接种时间	接种疫苗	次数	可预防的疾病
4月龄	口服脊髓灰质炎疫苗（糖丸）	第三次	脊髓灰质炎（小儿麻痹症）
	百白破混合疫苗	第二针	百日咳、白喉、破伤风
5月龄	百白破混合疫苗	第三针	百日咳、白喉、破伤风
6月龄	乙型肝炎疫苗	第三针	乙型病毒性肝炎
	流脑A群多糖菌苗	第一针	由A群脑膜炎球菌引起的流行性脑脊髓膜炎
8月龄	麻疹活疫苗	第一针	麻疹
9月龄	流脑A群多糖菌苗	第二针	由A群脑膜炎球菌引起的流行性脑脊髓膜炎
1岁	流行性乙型脑炎活疫苗	初免两针	流行性乙型脑炎
1.5~2岁	百白破混合疫苗	加强	百日咳、白喉、破伤风
	乙型肝炎疫苗	第一针	乙型病毒性肝炎
	流行性乙型脑炎活疫苗	加强	流行性乙型脑炎
3岁	流脑A群多糖菌苗	第三针	由A群脑膜炎球菌引起的流行性脑脊髓膜炎
4岁	口服脊髓灰质炎疫苗（糖丸）	加强	脊髓灰质炎（小儿麻痹症）
6岁	流脑A群多糖菌苗	第四针	由A群脑膜炎球菌引起的流行性脑脊髓膜炎
	百白破混合疫苗	加强	百日咳、白喉、破伤风
	流行性乙型脑炎活疫苗	加强	流行性乙型脑炎

二、病症处理

（一）湿疹

1. 病因

（1）饮食不当。非母乳喂养的婴儿，若喝奶粉的方式不当，易致脾胃受损，后又吃肉、蛋、寒性水果等食物，就容易长湿疹。

（2）只吃母乳也可长湿疹。这是因为母亲的饮食有问题。

（3）感冒发热时用了西药或者凉性中药引邪入里，之后再以湿疹的形式发出来。

（4）洗澡太勤。长湿疹的孩子，也可能是因为洗澡太勤了。水为阴，洗多了，易伤阳气。

2. 预防措施

（1）婴儿以吃母乳为最佳，但是母亲要注意自己的饮食，少吃肉、蛋、奶、寒性水果等食物。

（2）大一点的孩子，可将小米粥打成米糊吃，或者喝米油，也可交替喂养。

（3）少洗澡，少洗屁股。可根据天气情况洗澡。

（4）多晒太阳。

（5）发热时，要正确处理，不可过多使用寒凉药和西药。

（二）小儿发热

发热是小儿常见的问题。小儿在半岁或一岁左右常常会出现发热。

西医治疗发热的主要方法为布洛芬、对乙酰氨基酚等口服，静脉滴注或直肠给药。这些常规疗法对多数发热患儿效果较好，但对部分发热患儿效果较差，且长期服用会损害肝肾。

中医认为发热是体表阳气抗邪于外，或体内阴阳失衡、阳气相对亢盛引起的。外因包括六淫之邪和疫疠之气，内因包括饮食劳倦和七情变化。

《景岳全书》曰："小儿发热证，其最要者有四：一则外感发热，二则疮毒发热，三则痘疹发热，四则疳积发热。凡此四者之外，如饮食、惊风、阴虚、

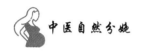

变蒸之类，虽亦有之，然各有其说，均当详辨。"

1. 外感发热一汗可愈

《景岳全书》曰："凡小儿无故发热，多由外感风寒。若寒邪在表未解者，必有发热头痛，或身痛无汗，或鼻塞流涕，畏寒拘急，脉见紧数者是也。凡暴感者，极易解散，一汗可愈。但察其气血平和，别无实热等证，或但倦怠昏睡者，则但以四柴胡饮或五柴胡饮为主，酌儿大小而增减其剂……凡小儿偶然发热者，率由寒热不调，衣被单薄，柔弱肌腠，最易相感，感则热矣。余之治此，不必用药，但于其熟睡之顷，夏以单被，冬以绵被，蒙头松盖，勿壅其鼻，但以稍暖为度，使其鼻息出入皆此暖气，少顷则微汗津津，务令上下稍透，则表里通达而热自退矣。若冬月衣被寒凉，汗不易出，则轻搂着身，赤体相贴，而上覆其面，则无有不汗出者，此余近年养儿至妙之法，百发百中者也。若寒邪甚者，两三微汗之，无有不愈。然此法惟行于寅卯之际，则汗易出而效尤速。"

2. 忌口、饮食调理：母亲饮食和婴儿饮食均当调理

《幼幼集成》曰："凡有微疾，不用仓忙，但令乳母严戒油腻荤酒，能得乳汁清和，一二日间，不药自愈。"患儿忌生冷寒凉，因为寒凉伤阳，再是忌油腻荤腥，因为荤腻碍脾升清。患儿发热后可先以米粥为主要食物，不可以大人自认为的营养模式去喂养孩子。《幼幼集成》曰："小儿气血未充，一生盛衰之基础，全在幼时，此饮食之宜调，而药饵尤当慎也。今举世幼科，既不知此大本，又无的确明见，而惟苟全目前。"一见生病，西医往往喜欢应用抗生素，而中医则悉以寒凉清火、消食推荡、清肺化痰药投之。

3. 辨别麻疹，不可轻用退烧药物

《景岳全书》曰："麻疹发热之初，与伤寒相似，惟疹子则面颊赤，咳嗽喷嚏，鼻流清涕，目中有泪，呵欠喜睡，或吐泻，或手掐眉目，面赤为异耳。但见此候，即是疹子，便宜谨避风寒，戒荤腥厚味。古法用升麻葛根汤以表散毒邪，余制透邪煎代之更佳，或柴归饮亦妙。但使皮肤通畅，腠理开豁，则疹毒易出，不可作伤寒妄加汗下也。妄汗则增热而为衄血、咳血，为口疮咽痛，为目赤肿，为烦躁干渴，为大小便不通；妄下则里虚，为滑泄，为滞下。经曰：

必先岁气，毋伐天和。言不可妄汗妄下也。"

4. 内服中药治疗

小儿发热主要是通过辨证选择解表散寒、疏散风热、清暑祛湿、滋阴清热、养血益气、甘温除热、引火归原、解郁泻热、清热和中、活血化瘀等方法进行治疗。这些方法可以标本兼治，并兼顾扶正，但小儿口服中药较困难，且对急症不能及时发挥作用。相较而言，中医外治法治疗小儿发热有其独到的优势，小儿较容易配合，见效快，对机体无损伤且毒副作用小，治愈率较高，在临床治疗中得到了广泛应用。

总之，小儿发热不可轻易用药。有母乳喂养者应首先调理母亲，母亲饮食严戒油腻荤酒，能得乳汁清和而愈；混合喂养牛奶者应停止牛奶专吃母乳。如果尚未完全断乳，建议继续母乳喂养至痊愈。已经不吃奶的小儿先调理饮食，忌生冷寒凉食物。不可轻易用退烧药。中药内服和外治请咨询医师。

（三）早产儿照护

早产儿以母乳喂养为主要食物来源。

如果母乳不足，可考虑利用母乳库的母乳。较大的医院或妇幼专科医院会有母乳库，可以去联系。如果有亲友可以帮助也好，吃百家奶也是良好的民俗。

早产儿是不是一定要食用所谓的早产儿奶粉，这是有争议的。这些产品通常会快速增加早产儿体重，但是对早产儿的全身发育、神经精神状态和长期结局的影响方面，并没有充足的论证。

以植物蛋白为基础的养育方式来自中国的传统，能使早产儿减少过敏，但摄入量需根据早产儿情况逐渐增加。

中医的早产儿照护方式，体现在家庭式的环境照护中。对呼吸稳定、有吸吮能力的婴儿，要及时地恢复母乳喂养和母子接触，让婴儿有爱的怀抱。对长期照护不足的早产儿，过度治疗也会影响其发育。

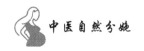
参考文献

［1］蔡勤华.探讨促进母婴早接触早吸吮的护理效果［J］.临床医药文献电子杂志，2020，7（28）：91-92.

［2］汤立樱，蒙莉萍，陈敏，等.非药物镇痛分娩机制及研究进展［J］.海南医学院学报，2020，26（24）：1914-1920.

［3］马招君，成金焕，邓海燕，等.晚断脐配合早接触和早吸吮的临床效果观察［J］.智慧健康，2020，6（8）：124-126.

［4］梁晓晖，陈燕霞，马兰，等.正常足月新生儿不同时间延迟断脐时脐动脉血气分析结果及意义［J］.黑龙江医学，2019，43（12）：1448-1451.

［5］陈崇俊，张宏玉，牛瑞娜，等.导乐陪伴分娩护理模式对顺产产程的影响［J］.现代诊断与治疗，2019，30（23）：4243-4244.

［6］陈星冰，李莉.产后早接触、早吸吮对母乳喂养及新生儿状况的影响［J］.实用妇科内分泌电子杂志，2019，6（33）：134.

［7］钟爱明，董波，张宏玉.初次剖宫产术后再次阴道分娩成功的影响因素分析［J］.中国妇幼卫生杂志，2019，10（6）：28-31.

［8］龙良平，林莹，谭志华.减少会阴损伤相关干预技术的临床应用研究进展［J］.解放军护理杂志，2019，36（11）：65-68.

［9］牛瑞娜，聂巧乐，张宏玉，等.音乐镇痛结合导乐分娩的临床效果研究［J］.中国社区医师，2019，35（25）：62-63.

［10］张宏玉，凌奕，郑立霞，等.新生儿窒息时不断脐复苏提高抢救成功率［J］.实用临床护理学电子杂志，2019，4（10）：155-156.

［11］陈艳丽.无保护会阴接生法辅以会阴按摩、心理疏导的临床应用

［J］.护理实践与研究，2018，15（23）：61-62.

［12］张娇娇，张宏业，李玉峰，等.早产儿袋鼠护理及亲母初乳口腔滴涂效果研究［J］.实用临床护理学电子杂志，2018，3（34）：144-145.

［13］严文博.新生儿脐动脉血气分析在新生儿重度窒息诊断中的应用［J］.世界最新医学信息文摘，2018，18（64）：43+49.

［14］陈雪儿，吴燕，雷乐，等.等待胎盘娩出后不结扎脐带的分娩方式对新生儿结局影响［J］.实用妇科内分泌电子杂志，2018，5（21）：28-29.

［15］林和先，韩曼琳，周爱梅，等.不同护理方式对新生儿皮肤护理影响研究［J］.实用妇科内分泌电子杂志，2018，5（20）：160-162.

［16］王敏，张海宏.妊娠晚期会阴按摩联合凯格尔运动在初产妇自然分娩中的应用效果［J］.护理研究，2017，31（33）：4243-4246.

［17］郭仁妃，吴燕，王爱宝，等.不同分娩方式产妇产后阴道收缩力及性生活质量比较研究［J］.重庆医学，2017，46（26）：3696-3698.

［18］翁豪勇，吴燕，黄梦真，等.延迟脐带结扎后胎盘侧残余血量变化的研究［J］.中国妇幼卫生杂志，2017，8（4）：87-90.

［19］陈燕，张宏玉.音乐疗法用于分娩镇痛的研究进展［J］.实用临床护理学电子杂志，2017，2（23）：182-183+194.

［20］李燕梅，林岩，裴美娥，等.等待宫缩自然娩肩与首选手膝俯卧位对肩难产和产伤的影响［J］.中国当代医药，2016，23（16）：95-97.

［21］郭仁妃，吴燕，王爱宝，等.侧卧位接产在阴道分娩中的可行性与安全性分析［J］.中国妇幼保健，2015，30（33）：5901-5903.

［22］史春，张宏玉.孕期正常的足月妊娠羊水过少者不同分娩方式对临床分娩结局的影响［J］.中国妇幼保健，2015，30（17）：2734-2737.

［23］何丽平，李静，张宏玉，等.低危孕妇入院时机对分娩结局的影响［J］.中国医药指南，2015，13（6）：53-54.

［24］张晓丽，张惠欣，张宏玉，等.第二产程中手膝俯卧位分娩对妊娠结局的影响［J］.河北医科大学学报，2014，35（11）：1351-1353.

［25］吴俊芹，刘喜荣，张宏玉.手膝位分娩用于头位难产效果分析［J］.

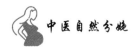
中国妇幼保健，2014，29（31）：5068-5070.

［26］张惠欣，张宏玉，张晓丽，等．延迟断脐对新生儿的影响［J］．中华围产医学杂志，2014，17（10）：716-718.

［27］付晨薇，刘俊涛．如何规范产后出血的药物治疗［J］．中国实用妇科与产科杂志，2014，30（4）：262-265.

［28］师红丽．缩宫素在临床的应用［J］．基层医学论坛，2011，15（35）：1168-1169.

［29］李素云．滥用缩宫素诱发严重并发症11例分析［J］．基层医学论坛，2006（15）：707-708.

［30］孙社敏，蔡丽虹，董谦．滥用缩宫素诱发严重并发症15例分析［J］．中原医刊，2003（19）：13-14.

［31］刘凤洁，沈汝，杨惠娟，等．1996年至2010年北京市羊水栓塞孕产妇死亡分析［J］．中国妇产科临床杂志，2013，14（3）：212-214.

［32］徐虹，李燕舞，刘群娣．羊水栓塞导致孕产妇死亡9例［J］．临床医学，2013，33（2）：74-75.

［33］高峻，郭晓伟，张建华，等．缩宫素使用不当引发医疗纠纷的因果关系分析［J］．中国司法鉴定，2012（6）：54-58.

［34］杨艳.羊水栓塞导致孕产妇死亡21例分析［J］．中国社区医师：医学专业，2012，14（15）：108-109.

［35］赵鸿，金真菊，袁风琴，等．羊水栓塞致孕产妇死亡54例临床分析［J］．贵州医药，2009，33（9）：803-804.

［36］李秀风.缩宫素使用不当致严重并发症12例分析［J］．中外医疗，2009，28（26）：48.

［37］陈惠丽.羊水栓塞致孕产妇死亡41例相关因素分析［J］.中国妇幼保健，2007（36）：5130-5131.

［38］周洁琼.羊水栓塞致孕产妇死亡15例分析［J］.中国妇幼保健，2007（32）：4544-4545.

［39］方超英，刘建建，覃林芳，等．羊水栓塞致孕产妇死亡71例临床分析

［J］．医学临床研究，2007（1）：122-124.

［40］沙春荣，陈百艳，王新，等．羊水栓塞致孕产妇死亡19例临床分析［J］．中国妇幼保健，2006（22）：3124-3125.

［41］李素云．滥用缩宫素诱发严重并发症11例分析［J］．基层医学论坛，2006（15）：707-708.

［42］贾洪毅，贾洪峰．35例羊水栓塞孕产妇死亡分析［J］．中国全科医学，2004（4）：273.

［43］孙社敏，蔡丽虹，董谦．滥用缩宫素诱发严重并发症15例分析［J］．中原医刊，2003（19）：13-14.

［44］杨柳，吴凤荣，刘冰，等．羊水栓塞致孕产妇死亡相关因素研究［J］．中国公共卫生，2002（10）：121.

［45］谭光英，张宏玉．脐带绕颈与分娩结局分析［J］．现代预防医学，2011，38（13）：2492-2493.

［46］张宏玉，华少萍，郑思华，等．新生儿出生后脐带自然搏动的生理特征与意义［J］．海南医学院学报，2011，17（6）：743-746+749.

［47］郭肖兰，张宏玉．俯卧位与平卧位分娩对母儿结局的影响［J］．海南医学院学报，2011，17（6）：811-814.

［48］江雪芳，田丰莲，王顾，等．羊水栓塞致孕产妇死亡56例分析［J］．实用医学杂志，2002（9）：964.

［49］华少萍，张宏玉，周红，等．断脐时间对母儿结局的影响［J］．海南医学院学报，2010，16（12）：1572-1575.

［50］徐奉玉．腹部加压助产致子宫不全破裂2例教训［J］．现代妇产科进展，2000（2）：111.

［51］许秀芬．羊水栓塞致孕产妇死亡22例分析［J］．苏州医学院学报，1999（5）：579.

［52］纪兆建，张建忠，刘艳生，等．腹部加压助产102例临床观察［J］．山东医药，1999（8）：18.

［53］王忠清．腹部加压助产致子宫破裂一例报告［J］．青海医药杂志，

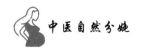

1997（12）：44.

［54］吴安锁.腹部加压助产致产妇死亡1例［J］.实用妇产科杂志，1996（4）：198.

［55］李宗恒，林南燕.徒手腹部加压助产术在第二产程中的应用［J］.泸州医学院学报，1993（2）：150.

［56］何尧.肩难产相关因素分析及处理［J］.中外医疗，2011，11：49-50.

［57］黄醒华.肩难产的诊治［J］.中国实用妇科与产科杂志，2002，18（10）：631-632.

［58］陆志方，夏春林，刘大成.新生儿臂丛损伤发生机制研究进展［J］.中国临床解剖学杂志.2009，27（5）：626-627.

［59］张大葵.助产过程中新生儿锁骨骨折的原因分析与预防［J］.黑龙江医药，2013，26（4）：720-721.

［60］张艾.肩难产致臂丛神经损伤2例［J］.滨州医学院学报，1999，22（2）：187.

［61］王灿辉，张宏玉，鞠丽红，等.等待至少一次宫缩自然娩肩法预防肩难产和新生儿产伤的效果观察［J］.中国医药导报，2013，10（28）：150-152+155.

［62］曹泽毅.中华妇产科学［M］.北京：人民卫生出版社，1999.

［63］谷少华，刘巧方，李向南.杞菊地黄丸对肝肾阴虚证型妊娠期高血压疾病血清因子水平的影响及机制探究［J］.中华中医药学刊，2021（2）：248-251+290.

［64］赵胜伟.复方丹参注射液对妊高症患者血压、血浆内皮素及妊娠结局的影响探讨［J］.中国现代药物应用，2019（23）：18-20.

［65］韩延华，孙美娜，韩亚光，等.中医药治疗妊娠高血压综合征2例［J］.中国医药导报，2020，17（5）：181-183+196.

［66］李静，马绮梨，陈瑞香，等.不同待产体位对足月头位衔接的胎膜早破孕妇分娩结局的影响［J］.中国循证医学杂志，2010，10（12）：1415-1418.

［67］李叶.彩绘全注全译全解黄帝内经［M］.北京：北京联合出版公司，

2014.

[68] 陈自明. 妇人大全良方 [M]. 北京：中国医药科技出版社，2018.

[69] 朱丹溪. 丹溪心法 [M]. 北京：中国医药科技出版社，2018.

[70] 田常英. 小儿推拿实用技法 [M]. 北京：人民卫生出版社，2015.

[71] 快乐牛妈. 牛妈古法育儿启蒙 [M]. 北京：中医古籍出版社，2019.

[72] 韩娜，林力孜，金楚瑶，等. 2013年—2018年基于改良版Robson分级系统的北京通州区剖宫产率变化情况 [J]. 中国生育健康杂志，2022，33（1）：8-13.

[73] 曹奕，杨相玲，王正琳，等. 重庆市2010—2020年剖宫产率现况及其影响因素分析 [J]. 第三军医大学学报，2021，43（22）：2495-2499.

[74] Curran EA，O'neill SM，Cryan JF，et al. Research review：Birth by caesarean section and development of autism spectrum disorder and attention-deficit/hyperactivity disorder：a systematic review and meta-analysis [J]. J Child Psychol Psychiatry，2015，56：500-508.

[75] Stallings S P，Edwards R K，Johnson J W C. Correlation of head-to-body delivery intervals in shoulder dystocia and umbilical artery acidosis [J]. Am J Obstet Gynecol，2001，185：268‑274.

[76] Locatelli A，Incerti M，Ghidini A，et al. Head-to-body delivery interval using 'two-step' approach in vaginal deliveries：effect on umbilical artery pH [J]. J Matern Fetal Neonatal Med，2011，24（6）：799-803.

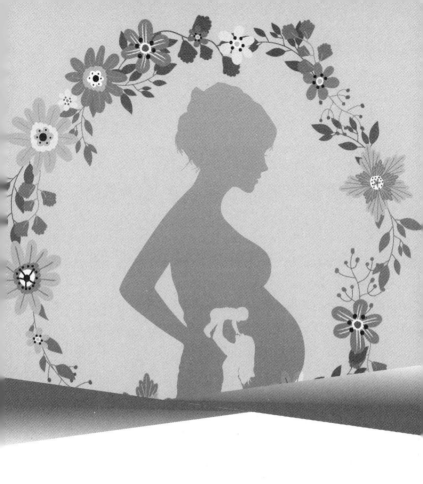

孕妇手册

目　　录

第一部分　应用案例

一、孕期

（一）如何易孕

1. 不孕不育问题一

问 我和老婆备孕有半年时间了，但是还没有动静。不知道这个和我的大三阳有没有关系？

答 和大三阳不一定有关，但和你们的肝肾一定有关。

2. 不孕不育问题二

问 我31岁，我和老婆已经备孕8个月左右了。上周去查了精子质量，正常率只有4%，其他的指标都达标。另外，我有乙肝大三阳，转氨酶>200U/L，问了医生，医生也说不出什么来，我们现在真的是没有办法了。我老婆去查排卵，似乎也有问题。有可能是黄体功能的问题，但也不肯定。她的月经周期有些乱，有时候35天，有时候20天。

答 肝肾生气不足，如湿地不能播种。

（二）孕早期案例

1. 案例一

问 我怀孕2个月时去做B超，显示子宫内有积液，当时一个人带六七个孩子，该读书读书，该睡觉睡觉，到了妊娠23周才做第二次检查。这样需要处理吗？

答 这种积液属于激经的范围。从子宫排出时就是淡红色或褐色分泌物。没有腹痛没有鲜血不需要处理。

2. 案例二

问 我现在妊娠6周，我前天做了阴道B超，昨天晚上肚子好痛好痛，然后又去了医院，医生又叫我抽血和做B超，我赶紧跑了。昨晚肚子痛得厉害，你们遇到过这类情况吗？

答 B超现在应用非常普遍，如果人人都做B超，那么潜在的危害可能就会被忽略（没有对照的人群）。

B超作为一个物理超声仪器是有物理能量的，建议孕妇早期妊娠时，有流血、腹痛等身体异常表现再检查。正常健康孕妇在孕早期应避免过早、过度检查。

（三）孕中期案例

1. 胎动过少

我现在是妊娠19周+5天了，昨天一天宝宝没有胎动，我个人感觉也比较累，胃口很不好，胃不舒服。我到现在为止只做过一次产检，孩子不动是不是有问题？我要不要明天去照个B超检查一下？

答 B超可以做，如果没有检查过的话，建议妊娠20~30周之间做大排畸B超。

但不要一有不舒服或什么感觉就去做B超。不要过度焦虑。安静下来，认真打坐呼吸。

2. 胎动不安

问 张教授，我现在是妊娠26周，我今天08：00起床，宝宝昨天晚上和今天早上突然有十来分钟动得十分厉害。昨天我坐车回山里，有一段山路很颠簸，我在想，是不是晃得太厉害了，我当时就感觉到宝宝像在肚子里翻跟斗一样。下午休息过后，到晚上宝宝就动得好厉害。

答 安静下来，认真打坐，安静呼吸。

3. 胎膜早破

问 老师们，请教一个问题，妊娠31周多，高位破膜，羊水流得很少，检查结果为黏附因子呈阳性，B族链球菌（GBS）大量生长，对青霉素和头孢过敏。目前暂时没有分娩征兆，需要进行治疗吗？

答 可以预防性使用抗生素，建议口服红霉素，不要引产，争取自然发动顺产。

建议孕妈侧躺休息几天，尽量延长孕周，多几天算几天，每一天都是宝宝发育的过程。

内心要强大，安静如常，心静如水，坚持呼吸放松。珍惜和宝宝一起的时光。

保持外阴清洁，可以正常淋浴，不建议盆浴。禁止性生活。禁止阴道检查。

胎膜破裂后宫缩会时多时少，可能导致腰部酸痛。可尝试臀部抬高，侧趴在床，腹部充分放松，肚皮放床上，这种夸张的侧俯卧臀部抬高的姿势有助于缓解宫缩导致的不适。可以与猫牛式交替进行。

孕中期的胎膜早破后，经过多长时间会发动分娩，没有定论，应当是因人而异。如果出现发热、阴道分泌物有异味、流血等，随时就诊。

（四）孕晚期临产准备案例

1. 孕晚期假宫缩

问 张教授，您好，我现在是妊娠36周+1天，前两天有点见红，昨天看了医生，医生开了保胎药，今天早上又有点见红，您看这是宫颈黏液吗？没有出现腹痛，该怎么办？第3天了，需不需要住院保胎啊？

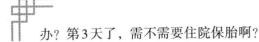 不用保胎，这个月发动了就生，努力顺产，不用吃药保胎。也许过几天就不痛了，是所谓的"探痛"，属于孕晚期假宫缩范围，是临产前的准备。

2. 羊水少

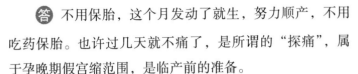 张教授您好，我6年前就是因为医生说羊水少选择剖腹产的，这么多年我还在纠结这个问题，昨晚听了您讲的第1节课——睡，解开了我心中的一些疑惑。

当时是妊娠38周+3天，那天胎动很频繁，内裤上有一点分泌物，去医院看了医生，医生说不是羊水，吸了氧就回家了，到晚上八点胎动很频繁了，开始下体流水了，我打电话给医院，医生就让我去医院。那时候很懵懂，一点与分娩相关的知识都不懂，就听说去医院前洗澡，我也去洗澡然后还走路去医院，走了十多分钟。到医院以后羊水流得越来越多了，涌出来了，裤子湿透了，拿枕头垫着屁股躺一晚上没有睡，没有宫缩。

第2天打催产针，羊水不流了，打针的时候10分钟左右宫缩1次，1天开1指，到晚上不打就没有宫缩了，我又听朋友说扯乳头有用，我扯也没用，又一个晚上没有睡。

第3天早上做B超，医生说羊水少了，要准备手术了，于是就在11：00安排手术。

请问张教授，像我这种情况没有其他疾病，只是说羊水少点，是不是可以再等等？

答 是的。这种接近足月的胎膜破裂，很快就会自然发动的。羊水流了当然会少点，但是羊水是不断产生出来的，羊水的主要成分是孩子的尿，所以不用担心流完，是会不断产生的。胎儿也不靠羊水生存，胎儿在宫内由胎盘提供氧气和能量。没有必要因为羊水少剖腹。应当等待自然发动顺产。

二、分娩期

（一）关于宫缩

案例一：11月15日06：00。

原本订好了07：30的火车票，去济南参加线下的温柔分娩工作坊活动，但是晚上感觉到小腹有坠胀感，半夜屁股缝里是湿湿的，心想着可能要发动了。

果然，06：00起床上厕所，阴道口那里就有粉红色黏液了，应该是"见红了"，我果断取消了行程。

我早就估计到宝宝要发动了，回想最近一个星期的身体反应，其实是有些预兆的：

第一，腰酸，以前几乎没有，最近稍微劳累就腰酸好长时间，甚至要睡一晚才能歇过来。

第二，去厕所大便的次数变多，平时可能1天大便1次或者2天1次，有几天变成1天3次。

第三，行动力变强，不再拖延了。收拾了待产包，把小宝宝要用到的东西，该洗的洗，该晒的晒，要咨询的事情也马上落实，温柔分娩的课也抓紧时间复习，不会一拖再拖了。（体内激素的变化激发了母亲的潜能）

11月16日早上起来后，在半夜经历了两三次小腹坠胀，内裤湿了一小片，因为没有液体顺着腿流出来，我知道不是破水，同时也没有更明显的波浪运动，所以还是在家待着。

但这个时候，虽然理智上知道没有问题，心里还是有些紧张的，发短信咨询老师以寻求心理安慰，同时心里有点害怕了，害怕宫缩太疼，害怕自己无法面对！这应该是老师说的"想逃离感"。一整天下来，没有明显的波浪运动，就是偶尔会有羊水渗漏，换了3次内裤，安静地在家中等待。直到19:00左右，肚子偶尔有点感觉，心里也突然焦虑委屈起来。理智上知道今天晚上应该安全，不用去医院，但还是打电话让上夜班的老公回家了，这样安心多了，继续在家等待，01:00左右醒来，我感受到了波浪运动！原来波浪运动是这样的，不是一种疼痛感！是小腹的坠胀感，同时伴有后腰的酸胀感，肚皮发紧！每次这感觉来了，我心里都会默默哼个旋律，然后用波浪式呼吸，真的会缓解很多。后来发现，如果深呼吸同时用手按压后腰屁股根附近的区域，会更舒服一点。

波浪运动的间歇，我躺在床上，回想起4年前生第1胎的时候，见红后就去了医院，也是晚上波浪运动就开始强烈起来。但那时候没学过，所以每次波浪运动来了，就忍着，只感觉到后腰酸胀。第2天起来，住同一间房的人还说我坚强。下午的时候，波浪运动变频繁了！记录器显示差不多是每两三分钟运动一次，1次30秒左右。后面因为太频繁就到医院急诊科抽血做检查，然后到产房把胎心监护和心电图全做了，18：30左右，伴随着一阵波浪运动，我感觉到肚子里"嘭"的一声，像气球爆了，然后一阵温水流出来，破水了！完美，来得真及时，此时波浪运动更加频繁，波浪式呼吸虽受到影响，但整体效果还是好的。就在快生出来的时候，助产士都进来了，匆忙给我准备各种垫子，问我有什么感觉。不一会，我就有一种很想拉大便的感觉，然后在传统产床上，蹬腿拉扶手用力，使劲了三四次，宝宝就出来了，没侧切！挺好，我自己觉得是一次比较完美的分娩过程！

感谢温柔分娩，波浪式呼吸很好用，呼吸真的很重要，生的那天早上，我痛得受不了，全身发抖，绵软无力，然后赶紧联系了张教授，张教授指导我进行波浪式呼吸，原来之前的呼吸方式错了，要身体放松，腰背舒展，然后就没那么痛了，后来我就一直采用这种呼吸方式，直到孩子生出来，心里想着：放松，接受宫缩，不要对抗，全身肌肉放松，想象自己是随着春风摆动的柳条……宫口开全后，我有在间歇期睡着，但是宫缩来的时候还是能清楚感知到宝宝进入软产道，感知到拔露。

（二）关于催生

案例二。

问 张教授，我很纠结，有一个产妇明天妊娠42周了，妊娠40周的时候帮她做了个阴道检查，检查结果为宫颈管硬、厚，胎心监测好，所以我叫她回家等待，但是到现在还没动静，怎么办？我让她每天快步走，牵拉乳头，还有让她静下心来和宝宝沟通。医院通知妊娠42周加1天一定要住院了。她平时月经还是规律的，我当时有想过妊娠41周叫她静滴催产素，但是考虑到她的宫颈那么硬，静滴催产素会没有效果。刚刚又检查了一下，宫颈管很硬进不去。怎么办？要催生吗？

答 吃芝麻酱，煮薏米和红豆杂粮粥来吃。

做深蹲，每次30个，蹲慢一点，坚持时间长一点，拉伸到大腿的内侧。

最后结果 张教授，那个产妇妊娠42周+1天入院了，偶有宫缩，做了一个B超，显示胎盘还是三级，羊水很多，但是宫颈明显软了，可容2指，帮她剥了膜（人工分离胎膜），然后就出现了不规则宫缩。好在B超排到了下午，也就没有静滴催产素，也好在B超照得不准确，羊水指数10cm，最大暗区42mm，结果分娩的时候，整个胎儿身体娩出后羊水才破，没什么羊水，不到100mL，羊水清，哭声好。（人工剥离胎膜是一项基本的助产技能，还是很有效的，但是也要宫颈变软了，快要发动的时候才轻轻刺激一下。注意，不是人工破水。）

（三）无痛，催生，最终剖腹

案例三。

我生第1胎的时候打了催产素和无痛分娩针，感觉太受罪了。第1胎宫缩痛得要命，我生第1胎的时候是破水了，也不知道先打的无痛分娩针还是催产素，反正到最后折腾的时间太久了，在手术台上生的时候累得眼睛都睁不开了，最后就剖腹产了。本来我锻炼了十几年，从没想过要剖，孩子也不大，因为没有经验，进了医院医生让打无痛分娩针，就签字了，后面又打催产素，大概疼了36个多小时没吃没喝，最后剖腹生下来孩子6斤，照了24小时蓝光。现在这胎什么都没打，反而感觉没那么痛，只是要生出来的时候痛了一会。

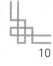

（四）一个完整的记录（孕产日记，供参考）

案例四。

预产期2022年1月15日，第3胎，35岁。（停经日期不记得，医生根据B超推测的预产期。）第一胎，2012年顺产。第二胎，2015年顺产。

表1　孕产日记

时间	事项及感受	备注
2021年5月26日	（大约）第1次产检	
2021年12月30日	产检：头朝下，胎儿在5斤左右，没有发现脐带绕颈	
2022年1月1日至1月3日	这几天偶尔下腹部有一点点感觉，像月经来的感觉，不是痛的感觉，又不能说不痛。一天当中出现一两次	
2022年1月4日	散步一个多小时。散步时肚子发硬。有时大腿根部很疼。这几天人容易感觉疲劳，只想躺着	
2022年1月5日	10：17，在外面坐了一会儿，感觉有东西要掉出来，以为要生了，赶紧往家里走，走了一会儿又没什么事了 15：20，肚子有一点点感觉。不能说痛，但也不是不痛 17：00，小肚子有一点痛，过一会儿就不痛了，大约几分钟 17：34，肚子疼 17：51，肚子有感觉	

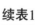

续表1

时间	事项及感受	备注
2022年 1月9日	18：30，肚子痛，像月经来时的感觉 23：38，肚子微痛一阵 23：51，肚子痛	
2022年 1月10日	15：26，肚子有点痛（像月经来时的痛）	
2022年 1月11日	00：30～01：30，肚子疼了四五次	
2022年 1月17日	22：00～00：40，这段时间肚子疼了六七次 00：43，肚子疼了一次 00：48，肚子疼了一次	
2022年 1月18日	21：00左右，破羊水，侧卧。感冒了咳嗽得厉害。羊水在咳嗽时会流出来，不咳嗽就不流 23：47，肚子疼了一会儿	破水后要侧卧，评估胎动
2022年 1月19日	12：47，肚子疼 下午肚子疼了约两次	
2022年 1月22日	05：54，内裤发现红褐色分泌物	
2022年 1月23日	白天有几次肚子疼。痛感比前面的强烈 走路时发现大腿根部疼，持续时间不长，就一会儿。晚上肚子疼了几次，痛感不强烈，和白天差不多	

时间	事项及感受	备注
2022年1月24日	06：00左右，肚子疼，痛感较前一日稍明显，宫缩时肚子发胀，感觉有东西往下坠，可能是宝宝的头 肚子会有一阵阵的疼痛。痛时呼吸，放松，这样感觉也不是很痛。应该没有那么快。内裤上有血，红色的，像月经的颜色，量不多，可能是宫缩引起的 决定睡一会儿 08：56，从05：00左右肚子疼，到现在，时不时出现疼痛。也没看间隔时间，不是很痛。一会儿就过去了。保持平常心，这一次要温柔分娩，忍，慢临盆，不要胡乱用力。想起产检时医生交代我说这次是第3胎，会生得很快，如果有肚子疼、见红、破水就马上去医院。因为跟张教授学习过，我想无论第几胎，生产都需要过程，过程长短因人而异，我得根据自身情况来判断什么时候需要去医院	经产妇前面的过程也不快 宫口开全后可能快一点 要做点事情，不能专注于宫缩，要忘记它，让它自然进行就好了。过分关注会痛感强烈，放大痛胀的感觉
	10：00左右出去读了一会儿书，时不时出现宫缩，宫缩时有下坠感。有一点点痛，小便时带有少量血	
	11：38，耐心等待漫长的开宫口的过程。自从昨天06：00左右见红后，内裤上时不时就有红色的血，量不多。尤其宫缩后有血	
2022年1月25日	00：10左右生	

（五）晚断脐有利于新生儿复苏抢救成功

案例五。

一孕妇妊娠40周+3天，二胎，入院时宫口开3cm，宫颈软，宫管消，规律宫缩，B超示胎儿7.2斤，要求顺产，随后医生告知可能出现的后果。胎心监护时平卧位出现明显晚减，侧卧则正常，此后一直侧卧位。医生于15：30开医嘱抽血化验，17：00孕妇诉有便意感，检查显示宫口开7cm，宫缩仍5分钟1次，给予刺激乳头，仍半坐侧卧位，给予吸氧，建立静脉通道，持续胎心监护。

18：15宫口全开，自主用力，继续侧卧位。18：40孕妇要求平躺用力，最多用2次力，宫缩仍差，医生示予点滴2.5单位缩宫素并人工破膜（平躺，用催产素，又破水，这些都增加了胎儿缺氧风险），羊水Ⅲ度混浊，请儿科医师到场。19：05娩出胎头，脐带绕颈1周，不紧，给予清理呼吸道，出现娩头困难，宝宝脸色变紫，孕妇很配合，指导其放松同时屈大腿用力。19：10娩出胎体，1分钟后评分3分（心率98次/分，呼吸微弱，唇周紫绀，全身苍白，无肌力），因胎心一直指标正常，所以只给予保暖同时摩擦背部，没断脐，没加压给氧。奇迹出现了，4分钟后宝宝紫黑的脸逐渐变红，5分钟后评分10分，哭声响亮，四肢有力！宝宝8.68斤，产妇出血不多，外阴完整，处女膜裂伤1cm，没出血未缝合。

（六）子宫肌瘤术后顺产

案例六。

问 张教授中午好，您之前说，怀到足月再说，很幸运我整个孕期都很顺利，现在平安怀到足月啦（预产期10月4日），今天医生看B超报告的时候跟我说了两点：

一是胎盘在前壁，而我以前那个子宫肌瘤也在前壁，医生说如果胎盘跟肌瘤剔除的瘢痕重叠的话，就有胎盘剥离后出血的风险，因为瘢痕是没有弹性的无法收缩。

二是医生说我之前那个肌瘤太大了（10cm），建议我去三甲医院做个核磁共振，看胎盘与瘢痕的关系，有没有重叠，才能决定能不能试产。

我该怎么办？

答 从专业角度来讲，胎盘即使真的与瘢痕重叠，也不一定会影响胎盘的剥离。

产后如果胎盘不能正常分离，可考虑用中药协助。

如果剥离后出血较多，局部子宫收缩不好，可用局部压迫，例如宫腔水囊压迫法等。

我们一步一步来，等到足月再说。不要反复想那个瘢痕，等待顺利发动，顺利娩出。

最终结果 不做核磁检查，坚持顺产，最终顺利分娩，母女平安，宝宝5.2斤，二级撕裂（生的时候一直控

15

制不住地用力和嚎叫）。胎盘没有问题，出血不多（设想的非常危险的情况，并没有出现）。表皮裂伤，没有缝合。产后出汗很多，喝了水，上卫生间排了尿。

产后的睡眠是开始泌乳的重要环节。家人要注意每过一个多小时就观察一下产褥垫上有没有血，若是出现很多血（大概不到半小时就湿透垫子）要及时向医生报告。

（七）剖宫产后再次阴道分娩

案例七。

我第一胎大宝是在2011年夏天出生，超预产期12天没任何反应之下剖的。本次预产期是8月7日，一直没有动静，虽然已经暂停了2周没有运动了，但是最后还是恢复了每天爬楼梯的运动量。

8月14日，在妊娠41周的当天，早上还是如期去爬90分钟的楼梯，午饭的时候肚子有种像拉肚子的疼痛。我担心是假临产，没放在心上，玩手机度过了一下午。

接近16：00的时候，疼痛持续了5~7分钟，丈夫本想叫我接大宝，我拒绝了但没说原因，自己忍痛。此时的疼痛还是可以忍受的，比经痛强烈一点。晚饭我没吃，突然就没胃口了，宫缩间隙洗头洗澡，心情有点烦躁，没能帮大宝洗澡。当时本打算在外面吃晚饭的丈夫被我叫回了家，我告诉他我已经发动了，他马上联系医院订床位。

20：00，我照常哄大宝睡觉。我一边玩手机一边忍痛，每次疼痛持续5分钟左右，宫缩比之前强烈，但是忍忍就过了。22：00开始宫缩更强了，那种痛开始无法忍受了，我咬紧牙，抱住被子，默默地等时间过去。后面让丈夫送我去医院。

到医院后，已经是8月15日了。本来就对疼痛敏感的我，在强烈的宫缩之下，一来就马上跪趴在地上。

医生安排了床位待产，我到这个时候才明白什么叫痛得死去活来，此时进行了第一次内检，才开了2指，天呀，都痛了12个小时了，甚是失望，只好乖乖地睡在床上做胎心监护（按：从这个时候起就失去了自由活动的便利，后面产程比较辛苦）。

刚开始，我没一点睡意，因为太痛了，痛到脸部都扭曲了，只好拿抱枕捂住脸。看看同病房的其他人，没一个人有那么大的反应，人家跟家人聊天说笑，痛就皱皱眉，还能睡觉，而反观自己这副样子，觉得很难堪。

第1次胎心监护不过关，又做了一次，被胎心监护带绑住不能乱动，更痛了。护士想做第三次时，被我拒绝了。（按：胎心监护是现代产科的重点技术。建议先观察胎动，间断听诊。）

到了后半夜，我困得不行了，慢慢睡着了，刚睡着又痛，痛起来就忍不住用力。

好不容易熬到天微亮了，痛起来又忍不住用力，护士交代别用力了，越用力就有越多血流出来。

8月15日06：00，进行了第2次内检，开6指了。丈夫买了早餐，我还是吃不下，一痛又跪地上。后来妇产科主任来了，主任要我宫缩间隙多走动，我实在走不动，只能跪着，不痛就坐地上，其实这样坐着是十分不利于胎头下来的。

08：00左右，主任吩咐护士再给我内检一次，开8指了，心想还得继续忍，不过也快熬到头了。此时真后悔当时没有问张教授遇到这种情况该怎么办，极其懊恼啊！天真的我以为一直躺着，胎头就会下来，也有继续用力，可全是无用功。

护士过来关心、慰问我，我跟她说我饿了，她就出去交代我丈夫给我买吃的。丈夫买了粥给我后就出去了，粥很热，吃不下，又有点想吐，护士让我喝点红牛，我侧起身子喝了几口，虽然有点艰难，但是这种情况就是得靠自己。

12：00，医生护士交接班，这时过来接班的医生说要给我再次内检，我想起频繁内检宫颈会肿，不利于顺产，果断拒绝了。此时的我，思想斗争很激烈，心想：要不剖了吧，自己也许真的顺不出来。但是想到整个孕期以来自己所付出的努力与汗水，想到张教授一直无私地牺牲个人休息时间为群里姐妹解答，还想到群里一帮平时互相学习互相鼓励的姐妹们，虽说来自天南地北，但一直在微信群这个大家庭互相关心着，还有没来医院之前，一个个好姐妹们私聊着给我打气，一直陪我到医院。群里那么多成功的例子，怎么就我不能顺呢？

宫缩阵痛也已经麻木了，用长力也掌握了规律，只是欠缺些许技巧。此时想起之前浏览网页时，看到一位宝妈分享她的顺产经验：用力时，背紧贴着产床，手扶住铁把，脚自然地就踩在架子上，一使劲用力时，脚用力踢架子借力，背部不离开床，这时手只起辅助作用。就这样用力几次之后，我能感觉到阴部肌肉的自然撕裂，已经痛到没感觉了，也知道胜利在望了。心里头默默跟宝宝说："咱们再来一次。"感觉到胎头娩出了，带着兴奋的哭腔对医生护士说："快过来，快过来。"

医生护士一看到宝宝的头出来了，摔在了产床的板子上，露出惊讶的眼神，瞪大眼睛，张大嘴巴，马上跑过来，然后帮我托住了宝宝的头部，并吩咐不要用力，宫缩再来时，忍不住了，还是轻轻地用力了，娩肩很顺利。

我知道，这一仗，我胜利了。

我的小宝在12：28分出生了，重7.4斤。

（八）停止检查，深度睡眠，增加信心

案例八。

 张教授，我开3指的时候住院了，总是内检，医生说我宫颈肿得厉害。我还有机会顺产吗？

我第一胎是剖的，现在第二胎我想顺产了，然后我现在开了6指，频繁内检，有点担心自己的情况。

答 嗯，先吃饭，然后睡一会吧！等会把饭吃完，中午会生出来的（尽管生的时间不一定准确，但是给孕妇增加信心更重要）。

试着进入梦乡，保持深呼吸。

最终结果 12：15，该孕妇顺产生出6斤女婴。

（九）同行交流

问 张教授您好，我是产科大夫，我这几天遇到了同样的问题，不知道问题出在哪，所以想请您帮我看看！

其一：初产妇，33岁，妊娠39周，01：00自然破水，02：30入我科，查宫颈质中，居中，未开。08：30，不规律宫缩，查宫颈质中，居中，宫口开大容指。于09：30给予米索前列醇片引产。次日01：10宫口开大3+cm，入待产室要求行分娩镇痛，效果佳。于01：40查宫口开大4cm，胎头S-2，ROT。于04：00宫缩持续25秒，间隔3

分钟,查宫口开8cm,ROP,S=0,给予改变体位及运动治疗。于04:55宫口开全,ROP,S=0,羊水清,可触及产瘤,考虑枕后位,胎头下降不好行剖宫产,胎儿重6.9斤。

其二:初产妇,28岁,妊娠39周+3天,先兆临产入院,05:20查宫颈质中,居中,颈管长0.5cm,宫口开大1cm。于次日04:30宫口开大2-cm,入待产室行分娩镇痛。于09:50宫缩15秒间隔5分钟,宫口开大5cm(已观察1小时无进展)行人工破膜,羊水清,S-1。10:35因宫缩弱给予加强宫缩。12:14查宫口开大8cm,S=0,LOT。12:47查宫口开大9cm,胎头S+1,LOP。13:20宫口开全,LOP,S+1,产瘤形成。于14:10备术,术中胎儿重6.8斤。

第1个产妇骨盆正常,第2个产妇骨盆我也觉得正常,但是别人说耻骨弓角度有点小,只有75°~80°的样子。

所以我想请教张教授,遇到这种枕后位我们处理的方法有没有什么不当的地方,我觉得这两个骨盆都还可以,但为什么宫口都开全了,没生下来呢?

 答 入院太早,宫口没开。过早滴催产素,行无痛麻醉,产妇躺着不动。综合起来就是难产。

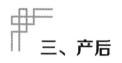

三、产后

案例一。

问 张教授，您好！今天是月子第14天，昨天流出来的液体中有点血块，还有块肉乎乎的东西，不大，如手指一般长，要不要去医院照B超，我没理会它，我相信身体的自愈能力，这样做对吗？

答 嗯，可以喝点生化汤、益母草。

案例二。

问 张教授好，请教您一个问题，我产后已经63天了，但还会少量流血，有时候觉得都要没了，然后又流了。产后42天我去医院检查无异常，做了B超，这是什么原因呀？

答 产后月经。

B超显示宫腔内没有异常发现。血不多，没有血块，是正常的月经血。

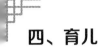

四、育儿

（一）湿疹

案例一。

怀孕过了前3个月，胃口好了，基本上是什么都能吃，有时候会去外面吃饭，而我比较喜欢吃寿司，就是有三文鱼的那种。6个月下来大概吃了十几次吧，孕期没怎么生病，所以没怎么吃过药。产检的时候医生推荐一种亚麻酸，说是给孕妇补充各种营养素的，我买了一盒，喝了十几袋吧。

到了预产期，我选了个日子就剖了，手术之后输液输了5天，具体什么药也不清楚，应该就是剖宫产的常规用药吧，每天会打一针促进宫缩的，一针防止下肢静脉栓塞的。出了医院好像没用过药。

月子期间一般是炖排骨汤、猪蹄汤、乌鸡汤这3种汤来喝。每天中午跟下午的时候用肉汤煮点挂面。

出了月子后我什么都吃，膨化食品，大盘鸡，烧烤……现在想想，真是悔不当初……

宝宝出生后脸特别红，额头上有一些红红的点，刚开始以为是热痱子，就尽量让他凉快一些，小疙瘩也是时多时少，在宝宝百天之后，起了大面积湿疹，去儿童医院里拿了2次药，医生叮嘱用药膏在脸上抹7天，7天后复查。

复查的时候又拿了一些身上抹的药,脸上继续抹上次的药,让回去再抹7天继续复查。可是我看说明书上写激素药不可以大面积使用,不可以长期使用。而且宝宝脸上抹了几天后原来不严重的地方也变得严重了,所以就停了。

案例二。

宝宝14斤,混合喂养,比出生时重8斤。3个半月大时宝宝因肺炎住院治疗。现4个半月大,又开始发热,面部及耳朵出现严重湿疹,见图1。

经讨论后决定开始纯母乳喂养。

一开始纯母乳喂养感觉宝宝没有吃饱,宝宝长湿疹时用茶油抹了几次,都没好。

纯母乳喂养第1天,宝宝哭了3个小时,声音都变啦,但是退烧了!

纯母乳喂养第3天,湿疹干燥了,但又长出一些新的,因为排毒需要一段时间。

纯母乳喂养第15天,恢复正常,见图1。

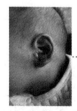 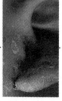 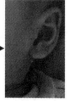

湿疹前混合喂养　　　纯母乳喂养后第3天　　　纯母乳喂养后第15天

图1　湿疹变化

（二）小儿发热案例

案例一。

问 张教授您好，孩子有些声音嘶哑，打喷嚏，排墨绿色稀便，这个是不是多喂喂母乳就好，需不需要有别的处理方式？

答 坚持母乳，增加袋鼠抱，妈妈饮食清淡，妈妈可以喝点姜枣汤。

案例二。

问 张教授，孩子满3个月，咳嗽，偶尔流些鼻水，不发热，咳嗽醒时每十分钟咳一两声，现在喂了点温开水，还喂了些淡姜水，母乳喂养，需要去医院吗，还是先观察？

答 先观察吧，坚持母乳喂养，有时间可以将宝宝放于胸前抱着（见图2），可以揉大椎穴，喝姜水。希望平安。

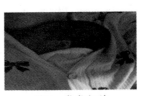

图2 袋鼠拥抱

案例三。

问 张教授，我女儿1岁2个月，上周开始感冒，流清鼻涕，我煮了几次生姜红枣红糖水给她喝后，转为稠鼻涕，然后开始鼻塞，咳嗽（有点痰，但不多），刚刚我摸她额头很热，一量差不多38℃，身体和手心、脚心都很烫，给她喂了温水后，现在睡着了。请问，我还要做点什么吗？例如按摩穴位，泡澡让她多发汗？

答 发热不能泡澡，消耗正气。发热是身体已经启动"杀毒"模式了。我们不拖身体的后腿，就是最好的帮助。

关注手脚温度，凉了想办法让手脚变暖。这会儿能睡就让她多睡觉，饮食清淡，忌寒凉生冷油腻不易消化的食物，别再给脾胃添负担。

（三）早产儿养护案例（原始点调理早产儿，转危为安）

2017年8月，双胞胎女儿降临这个世界，妊娠34周+4天，早产，所幸顺产。

孩子出生时，大女儿3斤，小女儿4斤，大女儿脸色特别白皙没什么血色，小女儿则整个身体都是乌色的，一出生就被送往了新生儿科住进了保温箱进行隔离（后来医生告知我们这是新生儿科重症监护室），医生第一时间告知我们大女儿严重贫血，并立即进行了输血。

孩子出生第4天，医生与我们谈话，说是通过检查发现小女儿颅内有积水，不排除出血的可能性，另外肺部有阴影，可能就是这个原因导致孩子出现呼吸暂停的。针对颅内积水的问题，医生说要进行腰部穿刺，通过脊柱抽取颅内的积水，而且还要经常做，做一次后，再检查看看效果如何，如此反复，不确定是否一定有效果；而大女儿的血液里面有细菌感染，也要做腰部穿刺。

医生还说大女儿的贫血依旧很厉害，需要再次进行输血，而小女儿则还存在吸吮能力弱、胃部有残留、小肚腹胀等问题，总之就是孩子们的情况很不理想。

孩子出生第5天，医生说小女儿的头部越来越大，越来越涨，发展下去会很危险，要求尽快同意做腰部穿刺，丈夫问要做多久，治愈的可能性有多大？医生的回答是，这个不好说，应该需要比较长的一段时间，但是目前没有其他更好的治疗方式了，不做的话孩子很危险，做了还有一线希望。

丈夫决定把孩子接回家来自行调理。幸运的是，孩子接回家后，情况一天比一天稳定，一天比一天健康快乐，情况也打破了我们的预期。

说句心里话，当时接孩子出院，心里面还是有点担心的，会经常去关注小女儿的呼吸，担心她会不会突破呼吸中断。还好，孩子除了看上去比较小比较瘦弱之外，一切都好，能吃能喝能睡，慢慢地，我和丈夫紧绷的神经这才一点点松下来了。

现在52天过去了，孩子们成长得非常好，从接出院时两个女儿都很瘦小到现在两个女儿都已经超过7斤了，脸

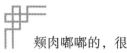

颊肉嘟嘟的，很健康很快乐。

在这里要特别感谢我的丈夫，是他比较有智慧，在这个事情中挑起了大梁，也感谢他放下了手头上所有的事情，伺候我坐月子，同我一起悉心照料两个孩子。

原始点调理细节分享：

孩子接回家后，我们按着原始点的理论和方法来照料我们的孩子，给孩子提供一个温暖舒适有爱的环境，给孩子补充热能，帮助孩子一天天快乐健康成长起来。以下是具体的做法，供大家参考借鉴。

1. 按推

用食指或中指的指腹轻轻地去揉孩子的原始点，以孩子能够接受的力度为准，其实就是轻轻摸对应的原始点的位置。头部按揉得比较多，每天都会按揉好多次，每次一两分钟就可以了。

孩子中途出现过拉肚子、时不时打嗝等情况，我们也是用手指指腹轻轻地按揉对应原始点的位置。

2. 外热源

让孩子一直睡在温敷床垫上，温敷的温度可以从34℃开始，直到寻找到最适合孩子的温度（以孩子睡得安稳为衡量标准）。

每次给孩子轻轻地按揉后，都把孩子抱在怀里，用手掌心捂住孩子的后脑勺20分钟左右，爸爸妈妈的接触除了会让孩子特别有安全感之外，父母的手掌还可以将热量传递给孩子，这也是特别好的热能补充。

在孩子出生十多天的时候，天气好又没风的情况下，我们会把孩子带到院子里面晒晒太阳，主要是晒后脑勺和后背。也是在出来晒太阳的时候，才发现两个孩子都有小儿黄疸（家里面光线弱，没有发现孩子脸色发黄），晒了3天左右，发现小儿黄疸彻底好了。

3. 内热源

孩子小，我是通过自己喝姜汤过奶给孩子的。我坐月子期间是纯素食，以五谷杂粮为主，菜里面放了姜和花椒，是绝对的温热饮食。在这里，也谢谢我的家人们的包容，能够让我完成坐月子期间纯素食的心愿，按我们家乡的习俗，月子里是不能沾姜、蒜、花椒这些辛辣食品的，我是第一个突破这个习俗的人。

4. 身心调理，满满的爱

给孩子满满的爱，让孩子特别有安全感。

孩子一出生就被隔离，接触不到妈妈，吃不到母乳，我想这对于孩子来说是一件特别残忍的事情。

孩子接回来，父母的袋鼠抱，母乳喂养，温暖的话语，这些时时刻刻都能让孩子感受到爱。尽可能地去满足婴幼儿的需求，只有需求被满足了，孩子才有安全感，孩子的自愈力才会越来越强，如此下来，孩子当然安乐易养。

第二部分　脐带护理

表2　出生时脐部处理（晚断脐，无菌结扎）

事项	说明
环境清洁	处理脐带前后要洗手 新生儿出生后放置到清洁的表面上 操作者戴手套
断脐时机	在脐带搏动停止后或胎盘娩出后结扎脐带
结扎用品	消毒的线（或脐带夹，橡胶圈）
脐带残端的长度 （脐带的长度推荐 留4~5cm或更长）	过短的脐带残端，几天后会回缩至脐窝，容易存水，不利于护理，还会增加感染机会
切断脐带的工具	用无菌的剪刀或刀片断脐
脐带断端是否需要 消毒和使用抗生素	不需要消毒。除非有必要，如在破伤风高发地区，或在替换有害的包扎物品时可进行消毒 在高风险地区推荐"莲花式分娩"，以避免感染

表3 出生后的脐带护理

事项	说明
保持清洁 	护理新生儿前后要洗手 保持脐带暴露在空气中或覆盖宽松的、洁净的衣服 尿布折叠放置在脐带下 避免涂任何不清洁的物质，不用手触摸脐带，不包扎
有益的措施	保持母婴接触，24小时母婴同室，出生后立即母子接触，让婴儿频繁、多次吸吮母乳
脐部污染时（如尿湿）如何清洁 	脐带脱落后，仍然要注意保持干燥，每次换尿布时注意观察，有汗湿或尿湿时及时用清洁纸巾或毛巾擦干 要教会产妇及家属护理脐部 可用清洁的水和肥皂清洁，然后充分晾干
是否需要在表面使用抗生素	不需要，只在必要时应用，如在一个破伤风高发地区，或在替换有害的包扎物品时使用

第三部分　预防肩难产流程

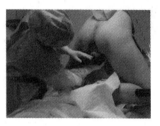

——等待宫缩娩肩和首选手膝俯卧位

評估：胎头娩出后等
待一次宫缩娩肩

胎肩自然娩出
（自然分娩）

一次宫缩未娩出

首先转为手膝位，等待第二次宫缩

第二次宫缩，胎肩娩出
（自然分娩）

第二次宫缩胎肩仍
未娩出，呼叫协助

进行阴道检查，
肩难产其他操作

第四部分　达生篇（节选）

上海大成书局发行，亟斋居士原编，梅村汪家驹增订。

临产六字真言，一曰睡。二曰忍痛。三曰慢临盆。

初觉腹痛须要自家拿稳主意。要晓得此是人生必然之理，极容易之事，不必惊慌，但看痛一阵不了又痛，一连五七阵，渐痛渐紧，此是要产，方可与人说知，以便伺候。若渐痛渐缓则是试痛。只管安眠稳睡，不可胡乱临盆，此处要着意体贴，乃是第一关头，若便认作正产，则错到底矣。

此时第一要忍痛为主，不问是试痛，是正产，但忍住痛，照常眠食。痛得极熟，自然易生，且试痛与正产亦要痛久，看其紧慢方辨得清。轻易不可临盆坐草，揉腰擦肚，至嘱至嘱。再站时宜稳站，坐时宜端坐，甚勿将身左右摆扭。

又要知养神惜力。如能上床安睡最妙。若必不能睡，暂时起来，或扶人缓行，或扶桌站立，待痛稍缓仍上床强

33

睡，盖养神惜力之法，无过安眠。但睡宜仰睡，使腹中宽舒，小儿易于转动，且大人睡下小儿亦睡下。转身更不费力。不独此刻能惜大人之力，兼欲惜小儿之力，以待临产时用之耳。

稳婆惯说儿头已抵产门，以致临盆太早，误人性命。要知若当其时，小儿自会钻出，何须着急。因恐小儿力薄，其转身时用力已尽，及到产门不能脱出或亦有之，宜稍用力一阵助之，则脱然而出，盖此时瓜熟蒂落，气血两分，浑身骨节一时俱开，水到渠成。不假勉强，及至生下，即产母亦不知其所以然矣。

或曰如斯言，产母直不须用力耶，曰岂惟不须用力，正切忌用力。盖小儿平时端坐腹中，及至将生，垂头转身向下，腹中狭窄，他人有力难助。要听小儿自家慢慢转身，到得产门，头向下，脚向上，倒悬而出。若小儿未曾转身，用力一遍，则有脚先出者，或转身未定时用力一遍，则横卧腹中。有一手先出者，即或转身向下矣，若身不条直而用力略早，则或偏左或偏右，头向腿骨，亦不得出。不知此等弊病皆是时候未到，妄自用力之故。奉劝世人万万不可轻易用力。然亦非始终全不用力，但用力处只有一盏茶时耳。

或问何以知此一盏茶时而用力乎，曰此时自是不同，若小儿果然逼到产门，则浑身骨节疏解，胸前陷下，腰腹

34

重坠异常，大小便一齐俱急，目中金花瀑溅，真其时矣当
于此时临盆用力一阵，母子分张，何难之有。

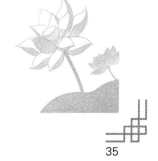

天气 _____　　日期 _____年____月____日　　妊娠第____周

36

天气 _____　　日期 _____年____月____日　　妊娠第____周

天气 _____　　日期 _____年____月____日　　妊娠第____周

38

天气 _____ 日期 _____年____月____日 妊娠第____周

天气 _____　　日期 _____年____月____日　　妊娠第____周

天气 _____   日期 _____年____月____日   妊娠第____周

43

天气 ＿＿＿＿　　日期 ＿＿＿＿年＿＿＿月＿＿＿日　　妊娠第＿＿＿＿周

天气 _____ 　　日期 _____年____月____日 　　妊娠第____周

天气 _____　　日期 _____年____月____日　　妊娠第_____周

天气 _____　　日期 _____年____月____日　　妊娠第____周

48

天气 _____　　　日期 _____年____月____日　　　妊娠第____周

49

天气 _____ 　　日期 _____年___月___日　　妊娠第_____周

51

天气 _____　　　日期 _____年___月___日　　　妊娠第_____周

天气 _____　　日期 _____年____月____日　　妊娠第____周

天气 _____ 　　日期 _____年____月____日　　妊娠第____周

天气 ＿＿＿＿　　日期 ＿＿＿＿年＿＿月＿＿日　　妊娠第＿＿＿周

天气 ＿＿＿＿＿ 日期 ＿＿＿＿＿年＿＿＿月＿＿＿日 妊娠第＿＿＿周

天气 _____　　　日期 _____年____月____日　　　妊娠第____周

62

天气 _____　　　日期 _____年____月____日　　　妊娠第____周

天气 _____　　日期 _____年____月____日　　妊娠第____周

天气 _____ 日期 _____年____月____日 妊娠第____周

天气 _____   日期 _____年____月____日   妊娠第____周

68

天气 ＿＿＿＿　　日期 ＿＿＿＿年＿＿月＿＿日　　妊娠第＿＿＿周

天气 _____   日期 _____年____月____日   妊娠第____周

71

天气 _____　　日期 _____年____月____日　　妊娠第____周

天气 _____　　日期 _____年____月____日　　妊娠第____周

天气 _____　日期 _____年___月___日　妊娠第_____周

天气 _____　　　日期 _____年____月____日　　　妊娠第____周